ASTRID FRANKE

SOKO DELUXE

Lautloser Blindflug

ASTRID FRANKE

SOKO DELUXE

Lautloser Blindflug

2020 1.Auflage

ISBN 978-3-96614-015-7

Korrektur: Roland Reiss

Korrekturhörer: Klaus Heide

Lektorat: Manja Stegemann

Titelbild: Gemälde von Markus Blazaizak

Covergestaltung: Julia Andresen

Satz: Penomanten Verlags GmbH

Druck: KOPA Printing Solutions

Dieses Buch widme ich Günter Gronwald. Ein gehörloser Mann, der für seine Familie und das Leben kämpfte.

1

Helene parkte ihren Wagen ganz dicht neben der Steinmauer und stieg auf der Beifahrerseite aus. Sie holte aus ihrem Kofferraum ihre sieben Sachen heraus und blieb am Beginn der kleinen Kastanienallee stehen. Sie atmete die kühle Herbstluft langsam und tief ein. Herrlich, sie liebte den Herbst und den Geruch des feuchten Laubes. Es nieselte leicht, aber das störte sie nicht. Es gab kein schlechtes Wetter, es gab nur schlechte Kleidung.

Sofort erinnerte sie sich an eine Werbung, mit der ein nahegelegener Waldkindergarten vor einigen Jahren Spendengelder für einen Bauwagen sammelte. Da gab es eine Postkarte als Werbeaktion, auf der ein schmutziger, betrübter Junge mit seinem Butterbrot in der Hand an einem Baum saß. Eine Sprechblase verdeutlichte seine Gedanken „Mama sagt immer: `Es gibt kein schlechtes Wetter, es gibt nur schlechte Kleidung, aber was zieh ich bloß meinem Frühstücksbrot an???'"

Sie hatte sich damals an dieser Bauwagenaktion beteiligt, weil sie die Idee einfach toll fand, dass Kinder draußen in der Natur lernten und spielten. Sie selbst hatte keine Kinder, weil es sich in ihrem Leben nie ergab, aber der Natur fühlte sie sich trotzdem verbunden.

Sie schaute in den Himmel und betrachtete die vorüberziehenden Wolken. Es war fast zu windig, um heute schießen zu gehen. Trotzdem schulterte sie ihr Sportgerät und stapfte die kleine Allee entlang, wobei sie die Pfützen umwanderte. Früher wäre sie hineingesprungen. Eigentlich schade, dass man als erwachsener Mensch an solchen Dingen keine große Freude mehr empfand. Nach einhundert Metern kam eine Kurve. Dort führte links ein Pfad eine Böschung hinunter. Um nicht auszurutschen, tippelte sie in kleinen Seitwärtsschritten den Abhang herunter. Sie lief an einer alten, abgestorbenen Eiche vorbei, die beide Weltkriege miterlebt hatte. Wie viel Geschichte ein solcher Baum in sich trug. Die Luftangriffe des zweiten Weltkriegs auf Flensburg und Kiel waren trotz der Entfernung sicher auch bis tief in die Wurzeln der hiesigen Eiche zu spüren gewesen. Bäume in dieser Größe hatten eine majestätische, ja nahezu überlegene Wirkung auf sie. Helene fühlte sich richtig klein und dumm als menschliches Wesen neben einem so weisen Geschöpf der Natur.

Helene ging weiter bis sie den Einschießplatz erreichte. Es war keine gelbe Fahne gehisst worden, die darauf hinwies, dass sich jemand bereits im Parcours aufhielt. Sie war also alleine. Der blaue Briefkasten befand sich immer noch an Ort und Stelle.

Der Schlüssel zu dem Kasten war mit einer Schnur von innen so befestigt, dass man durch den Schlitz nach ihm greifen konnte. Helene holte ihn heraus, friemelte ihn in das kleine Schlüsselloch, drehte um und öffnete die Klappe. Sie trug sich in das darin liegende Schießbuch ein, nahm sich die kleine gelbe Fahne und hisste sie am vorgesehenen Mast. Vor drei Tagen war der letzte Eintrag eines Schützen gewesen. Sie machte einige Aufwärmübungen für die Schultern. Nach der Operation sollte sie langsam und behutsam vorgehen. Der Köcher wurde um die Hüfte geschnallt, der Unterarmschutz angelegt und ihr selbstgebauter Eschebogen gespannt. Sie zog ihn zehnmal vorsichtig bis zu dem Ankerpunkt an ihrem Kinn, ohne einen Pfeil eingenockt zu haben. Langsam entließ sie den Holzbogen in die Ursprungshaltung zurück und wiederholte diese Übung.

Helene fühlte sich bereit und positionierte sich an einer Einschießscheibe, auf der das Bild eines Wildschweins zu sehen war. Ihr Atem ging ruhig, sie fühlte in den Bauch hinein und schloss noch einmal die Augen. Der Pfeil wurde unter dem Nockpunkt an der Sehne eingeklemmt, dann fixierte sie die Killzone des Tieres. Sie stand ganz still, hob langsam den Bogen und atmete tief ein und aus.

Sie spannte den Bogen bis der Mittelfinger seine Position im Mundwinkel der rechten Wange gefunden hatte. Im Ankerpunkt öffnete sie ihre Finger, um die Sehne nach vorne schnellen zu lassen. Der Pfeil flog durch die Luft und traf mitten in das X-Kill. Triumphierend riss sie beide Arme nach oben. Der Trick, sich die Weichteile ihres Exmannes auf dem Ziel vorzustellen, funktionierte also immer noch.

Den Tipp verriet ihr damals ein Bogenlehrer, den sie wegen ihrer aufkommenden Targetpanik vor vier Jahren um Hilfe bat.

„Lenke deine Gedanken auf etwas anderes. Kennst du vielleicht jemanden, den du gerne mal erschießen würdest?“

„Och ja, meinem Ex, dem würde ich zumindest ein Ei abschießen oder so“, war ihre Antwort.

„Dann stelle dir seine Eier genau dort vor, wo das Kill ist. Denke an nichts anderes, als dass du ihm eines davon durchlöcherst.“

Helene traf.

Ihre Panik vorm Lösen des Pfeils begann damals relativ harmlos. Sie verharrte immer länger im Ankerpunkt, bevor sie die Finger öffnen und so den Pfeil Richtung Ziel schießen konnte.

Irgendwann versteifte sie so sehr, dass vor jedem Schuss der Stress aufkam, die Angst vor dem

Lösen und dem Verlust der Kontrolle. Eine Panik, die sich nicht mehr steuern ließ.

Dabei sollte der Sport damals für sie und ihren Mann als Ausgleich zu ihrer geplanten Brustamputation dienen.

Heute war es ein Neubeginn. Nach fünfzehn Schüssen beschloss sie in den Parcours zu gehen. Er bestand aus achtundzwanzig Zielen in Form von Tierattrappen verschiedener Größen. Das Erste war ein großer, stehender Braunbär. Helene konzentrierte sich voll und ganz auf ihre ruhige Atmung und die Weichteile ihres Ex, wenn sie ihm ein Ei wegschoss. Der Pfeil zischte durch die Luft und traf. Helene hatte sich schon lange nicht mehr so frei gefühlt. Dabei musste sie an die unzähligen Ausreden ihres Mannes denken, wenn er früher danebentraf.

„Die Standhöhe meines Bogens hat sich irgendwie verändert“ oder „da bin ich wohl mit der Sehne an meiner Jacke hängen geblieben“, gerne auch „der Pfeil trudelt, weil der neue Kleber die Federn nicht richtig hält.“

Helene konnte noch unzählige solcher Gründe hervorbringen, obwohl das Problem in den meisten Fällen namentlich hinter dem Bogen stand.

Lustig, dass Hans Schwierigkeiten hatte zuzugeben, dass er einfach beschissen schoss. Er setzte sich selbst so unter Druck, dass er irgendwann das gemeinsame Hobby an den Nagel hing. Er entschied sich für das Motoradfahren mit seinen Freunden und erklärte schließlich, dass er sich ein Leben mit einer Frau, die keine Brüste mehr hatte, einfach nicht vorstellen konnte. Sie verlor damit nicht nur einen Teil ihrer Weiblichkeit, sondern auch ihren Partner.

„In guten, wie in schlechten Zeiten", was ist das eigentlich für ein beschissener Satz. Ein Ehegelöbnis vor Gott.

Helene stapfte weiter zum nächsten Ziel, nachdem sie ihren Holzpfeil aus dem Bären zog. Sie erreichte die Nummer Zwei. Es war ein riesiger, stehender Elch mit einem stolzen Geweih. Der musste neu hier im Parcours sein, den kannte sie noch nicht. Helene bereitete den Schuss vor und fixierte die Killzone. Ihr Atem ging langsam und gleichmäßig. Der erste Pfeil ging knapp über das Tier und landete irgendwo in einem Wirrwarr von Ästen. Sie erschrak, weil schwarze Krähen aufflatterten und so lautes Kreischen von sich gaben, dass es Helene eiskalt den Rücken herunterlief. Helene erhob zum zweiten Mal den Bogen und traf dieses Mal das mächtige Geweih.

Eigentlich zählten Treffer in Huf und Horn nicht, aber heute war es egal. Das sollte man erst einmal schaffen, dieses schmale Geweih auf eine Entfernung von sicherlich fünfzig Metern zu treffen. Helene zog auf dem Weg zu dem Elch ihre Jacke aus und legte sie über das Tier. Sollte sich ein Schütze hinter ihr befinden, würde er beim Zielen an dem Kleidungsstück erkennen, dass jemand auf der Suche nach einem Pfeil war. Sie zückte ihren Kratzer aus dem Köcher, mit dem sie den Boden durchharkte, falls sich der Pfeil unter die Oberfläche gegraben hatte. Der Parcourswart hätte bei dieser Entfernung gut daran getan, einen Backstop hinter das Tier zu stellen, damit die Pfeile sich nicht im Dschungel dahinter verirrten. Aber über derartige Kleinigkeiten ärgerte sie sich schon lange nicht mehr. Sie hatte den Brustkrebs überstanden und sich sicherheitshalber gleich beide tickenden Zeitbombe abnehmen lassen. Helene ging hinter den Elch und blickte zurück, um den Abschusspflock zu finden. So konnte man anhand der Flugbahn den Suchbereich eingrenzen. Dabei machte sie zwei Schritte rückwärts, stolperte über einen Ast und geriet ins Straucheln. Da lag sie auf einem Haufen von Gestrüpp und fing laut an zu lachen. Sie blieb einen Moment liegen, sah in den Himmel hinauf und ließ den Regen in ihr Gesicht prasseln. Sie schaute nach rechts und links, als plötzlich etwas über ihren Kopf hinweg zischte.

2

Ben schlief tief und fest, bis er von irgendjemandem aus dem Schlaf gerüttelt wurde. Er tastete nach rechts zu seinem Nachttisch und suchte den Lichtschalter. Er fand den Knopf an dem Kabel und drückte, aber nichts geschah. Er fühlte links neben sich, dort lag seine Frau und schien noch zu schlafen. Ben holte sein Handy unter dem Kopfkissen hervor und konnte durch den zarten Lichtschein seines Displays erkennen, dass seine Tochter an seinem Bett saß.

Sie gebärdete ihm: „Papa, aufstehen!! Wir haben vielleicht verschlafen und der Strom ist ausgefallen. Ich habe unten etwas Komisches gehört."

Ein Blick auf die Uhrzeit seines Handys zeigte, dass es 4.15 Uhr war.

Er gebärdete zurück:" Was hast du denn gehört?"

„So ein merkwürdiges Geräusch."

„Was sind merkwürdige Geräusche denn?"

„Geräusche, die einem Angst machen, Papa!"

„Ok, ich werde nachsehen, ob ich unten ein Huhn oder ein knabberndes Eichhörnchen entdecken kann.

Stefan hat mir mal erzählt, dass Eichhörnchen mit Milchzähnen quietschende Geräusche machen, wenn sie in eine Eichel beißen."

Seine Tochter musste ein bisschen lachen, das war so schön an ihrem Papa. Er konnte zwar nicht hören, aber er konnte so lustige Fratzen machen, wenn er Tiere nachahmte.

Ben stand auf und stolperte mit dem wenigen Licht seines Displays die Stufen der Treppe hinunter, um nach Kerzen und Streichhölzern zu suchen. Seit er und seine Frau Kinder hatten, bekamen die Taschenlampen Beine und waren eigentlich immer verschwunden. Er sah es als Zeitverschwendung an, diese finden zu wollen. Das Problem war, dass Ben an Gleichgewichtsstörungen litt, sobald es dunkel war. In solchen Momenten lief er wie ein Betrunkener in der Gegend herum. Langsam tastete er sich mit einer Hand an der Wand entlang, mit der anderen hielt er sein mobiles Telefon fest. Er spürte, wie sich langsam der Schwindel ankündigte. Alles begann sich im Kopf zu drehen, so dass Ben den Halt verlor und ins Wanken geriet. Er knallte mit seiner Schulter gegen den Türrahmen der Küche, strauchelte zurück und fiel rücklings auf den Boden. Er schlug sich den Kopf an der untersten Stufe der Treppe auf. Ein gellender Schrei ging durch das Haus, so laut, dass seine Tochter anfing zu weinen.

Aber genau das konnte er nicht hören, weil er gehörlos war. Ebenso wenig nahm er wahr, dass die andere Tochter dadurch geweckt wurde und den Namen ihrer Schwester rief.

„Was ist passiert? Warum ist alles so dunkel hier?“

„Keine Ahnung, ich glaube wir haben Stromausfall und verschlafen. Und Papa muss irgendwo gegen gerannt sein.“

„Hat er sich verletzt?“

„Keine Ahnung, ich bin noch auf der Treppe auf dem Weg nach unten und sehe ja nichts.“

Vorsichtig tastete sie sich die Treppe hinunter und stieß mit dem Fuß gegen etwas. Sie bückte sich und konnte den Kopf ihres Vaters ertasten. Sie fasste in etwas Feuchtes, Warmes.

„Scheiße, ich glaube Papa blutet und bewegt sich nicht.“

Sie rüttelte an seiner Schulter. Rufen half nichts, selbst wenn er bei Bewusstsein gewesen wäre. Leider reagierte er nicht.

„Papa ist ohnmächtig!“, brüllte sie.

„Schrei mir bitte nicht so ins Ohr, ich stehe genau hinter dir!“, entgegnete ihre ältere Schwester trocken. „Wo hat Papa sein Handy?“

„Er hatte es vorhin in der Hand, als er die Treppe runter trampelte."

Lina bückte sich und tastete den Boden ab. Da lag ihr bewusstloser Vater. Sie suchte sein Gesicht und seinen Mund und erfühlte seinen flachen Atem. Sie suchte seine Hände und neben der einen lag sein mobiles Telefon. Schnell wählte sie die 112.

„Hier spricht die Rettungsleitstelle, wer sind Sie und was ist passiert?"

„Hier ist Lina Glienke, mein Papa ist mit dem Kopf gegen eine Treppenstufe geknallt und blutet."

„Ist dein Papa ansprechbar?"

„Nein."

„Kannst du mir sagen, wo ihr seid?"

„Ja, in unserem Haus in der unteren Etage."

„Und in welcher Straße steht das Haus?"

„In der Tornschauer Straße Nummer 39."

„Wir schicken sofort einen Rettungswagen zu euch. Wo ist deine Mutter?"

„Die liegt im Bett und schläft tief und fest."

„Kannst du deine Mutter wecken und dich an die Straße stellen?"

„Nein."

„Nein?"

„Ich wecke meine Mutter nicht, ich bin ja nicht bescheuert. Ich stelle mich an die Straße. Wir haben übrigens Stromausfall."

„Nimm das Telefon mit, dann bleiben wir in Kontakt."

„Ist gut."

Sie drehte sich zu ihrer kleinen Schwester um und sagte: "Bleib du bei Papa."

„Soll ich nicht doch lieber Mama wecken?"

„Nein auf keinen Fall, wenn die jetzt hier im Dunkeln noch hektisch mit ihren Händen rumfuchtelt, werde ich wahrsinnig. Die wacht spätestens auf, wenn das Blaulicht durch ihr Fenster leuchtet."

Als der Rettungswagen eintraf, kam Ben langsam zu sich und hielt sich den Kopf. Lina führte die Sanitäter in ihr Haus. Ihre jüngere Schwester hatte mittlerweile ihre versteckten Streichhölzer gefunden und ein paar Kerzen angezündet.

Sie saß neben ihrem Papa auf der untersten Stufe der Treppe und stützte ihn.

Einer der Sanitäter kniete sich hinunter und fragte: „Hallo, Hallo??? Hören Sie mich?"

Von der Seite kam ein trockenes und kurzes „Nö!“

Ben gebärdete: “Was ist passiert?“, und tastete vorsichtig seinen Kopf ab.

Einer der Sanitäter mischte sich nun ein. „Kann er mich nun hören oder nicht?“

Erneut kam ein kurzes, trockenes „Nö.“

„Papa der Typ will wissen, ob du ihn hören kannst.“

„Nö“, gebärdete Ben.

„Habe ich ihm auch schon gesagt.“

Der Sanitäter guckte etwas irritiert zwischen dem blutenden Mann und seiner Tochter hin und her, als plötzlich oben an der Treppe etwas knarrte.

„Oh scheiße, das ist Mama. Clara, lauf schnell hoch, bevor die hier auch noch runtertaumelt.“

„Trinken eure Eltern?“, wollte der Sanitäter wissen.

„Ja klar trinken die“, kam prompt die Antwort.

Daraufhin drehte sich der Mann zu seinem Kollegen um und flüsterte etwas.

„Kein Problem, wir bekommen das alles hin“, murmelte er verständnisvoll zu Lina, die sich nebenbei mit ihrem Vater in Gebärden unterhielt.

„Wie ist das passiert?“, brüllte der Sanitäter Ben an.

„Schreien Sie doch nicht so. Mein Vater hört nicht besser, wenn Sie ihn anschreien, aber mir tun die Ohren weh. Ich kann nämlich hören.“

„Oh entschuldige. Kannst du deinen Vater mal fragen, wie es ihm geht?“

Lina nickte und übersetzte.

„Ich habe Kopfschmerzen“, kam zur Antwort.

Nebenbei wurde der Puls gemessen, mit einer Taschenlampe in die Augen geleuchtet und die Wunde am Kopf versorgt.

„Sag mal, eure Eltern hören gar nichts?“

„Nö.“

„Und die durften euch behalten, obwohl die behindert sind?“

Lina verstand die Frage nicht.

„Ja, aber warum denn nicht? Die sind doch nicht behindert. Wenn du die Gebärdensprache könntest, wären meine Eltern nicht behindert. Mal darüber nachgedacht? Englisch könnt ihr alle, das ist doch bescheuert. Und jetzt kümmere dich mal lieber um deinen Job als um unser Familienleben."

Lina wurde wütend, immer diese Rechtfertigungen. Warum konnten man ihre Eltern nicht einfach so nehmen, wie sie waren? Sie gingen arbeiten, die hatten einen Führerschein, und nein sie lebten nicht in einer Einrichtung für Menschen mit Behinderung, nur weil sie gehörlos waren. Man sollte sich vorstellen, gehörlose Menschen konnten sogar Kinder zeugen und Eltern werden. So gut es ging versuchte Lina all diese Vorurteile von ihrer jüngeren Schwester fern zu halten. Es war zum Teil sehr belastend, wenn andere über ihre Eltern redeten, weil sie dachten, die hören es nicht. Aber sie und Clara konnten hören und immer wieder gab es dieses Reden, diese Blicke, dieses Anstarren. Lina hasste das. Sie versuchte die Wut darüber hinunterzuschlucken.

Ihr Vater schien stabil zu sein. Die Sanitäter boten an, ihn zur Sicherheit in die Klinik zur Überwachung zu fahren, aber Ben lehnte dankend ab.

Er konnte glaubhaft versichern, dass es ihm gut ginge. Der Rettungsdienst packte zusammen, wünschte eine gute Genesung und fuhr ohne Blaulicht davon.

Plötzlich klopfte es erneut an der Tür. Clara sah sich erschrocken um. Ben fragte sofort, was los war? Er konnte es an der Mimik seiner Tochter sehen, dass sie etwas gehört haben musste.

„Es klopft an der Tür Papa“, gebärdete sie ihm.

„Mach ruhig auf“, kam eine lautlose Antwort von der Mutter Sandra Glienke vom Treppenabsatz oben.

Vorsichtig drückte Clara die Klinke nach unten. Es war immer noch ziemlich dunkel, obwohl sie den Flur bereits mit Taschenlampen und Kerzen erhellt hatten. Eine freundliche Stimme stellte sich vor.

„Guten Abend oder eher guten Morgen, ich bin Frau Hinrichsen. Darf ich reinkommen?“

Sarah übersetzte das gesprochene Wort für ihre Eltern.

Ben nickte verwundert und Sarah gab die Antwort: “Ja, kommen Sie doch herein.“

„Vielen Dank“, sprach die Dame weiter. “Ich komme vom sozialen Dienst und wollte schauen, ob alles in Ordnung ist.“

Ben gab nun seiner Tochter Lina zu verstehen, dass er dringend einen Zettel und einen Stift bräuchte. Er konnte es nicht ertragen, wenn seine Kinder in diese Dolmetscherrolle rutschten. Das war nun wirklich nicht deren Aufgabe und es schien jetzt wichtig zu werden.

Lina protestierte leise: “Papa, ich übersetze das gerne für euch, nun lass den Zettel und den Stift liegen.“

„Nein, du übersetzt jetzt nichts mehr.“

Ben schrieb auf einen Notizblock. „Wie kann ich Ihnen helfen?“

„Ich bekam einen Anruf, dass sich hier im Haus zwei….“.

Weiter ließ Ben die Dame nicht reden. Er pochte auf den Zettel und drückte ihr den Stift in die Hand, mit der Aufforderung ihre Antwort aufzuschreiben.

Irritiert und verunsichert nahm Frau Hinrichsen Schreiber und Block. Nach einer gefühlten Ewigkeit las Ben.

„Ich wurde angerufen, dass sich hier im Haus zwei Kinder befinden und die Eltern beide alkoholisiert sind. Der Vater sei vermutlich die Treppen heruntergestürzt und habe sich den Kopf aufgeschlagen, die Mutter liegt noch betrunken im Bett und die Kinder müssen sich kümmern. Ich arbeite beim sozialen Dienst und möchte sicherstellen, dass es sich um keine Kindeswohlgefährdung handelt.“

Ben fing an zu grinsen und schrieb zurück. „Warum glauben Sie, dass wir betrunken sind?“

Er gab den Block wieder zurück. Alles starrte auf den hin und herwandernden Block. Es war totenstill.

„Ihre Kinder haben das den Sanitätern erzählt.“

Er guckte Lina an und fragte in Gebärdensprache:“ Habt ihr dem Rettungsdienst erzählt, dass Mama und ich betrunken sind?“

„Nein, bist du bescheuert, warum sollten wir das erzählen?“

„Die Sanitäter haben bei der Dame hier angerufen, weil ihr denen gesagt habt, dass wir betrunken sind.“

Plötzlich fing Lina an zu lachen.

„Papa, die haben gefragt, ob ihr trinkt und da habe ich ´ja´ gesagt. Stimmt doch auch. Du trinkst mindestens drei Tassen Kaffee morgens und Mama säuft ihren Tee. Ihr trinkt generell ja genug.“

Nun lachte auch die dunkle Gestalt oben an der Treppe, die immer noch im Nachthemd dastand.

Ben schrieb auf: “Meine Kinder wurden gefragt, ob wir trinken. Und haben ehrlich mit einem ´ja´ geantwortet. Wir trinken sogar jeden Tag. Ich meinen Kaffee und meine Frau ihren Tee. Am Tag gibt es Wasser und abends Schorle, wenn wir Essen gehen, sogar ein Glas Wein."

Er schob Frau Hinrichsen den Block wieder zurück. Sie las sehr aufmerksam die geschriebenen Worte und begann zu schmunzeln.

„Ein klassisches Missverständnis über Trinken und Trinken. Trotzdem muss ich prüfen, ob Sie sich mit ihrer Behinderung ausreichend und gut um Ihre Kinder kümmern können."

Als Ben diesen Satz las musste er sich zusammenreißen. Seine Kinder und seine Frau schauten aufmerksam auf sein Gesicht. Er war kurz davor zu platzen, aber wenn er jetzt wütend wurde, dann hatten sie ein Problem. Er hatte in der Vergangenheit oft die Erfahrung machen müssen, dass er aggressiver rüberkam, als ihm lieb war. Er konnte die Lautstärke seiner Stimme nicht kontrollieren und wenn man wütend war, gebärdet man ausladender als normal. Hörende Menschen deuteten es häufig als Angriff. Ben bemühte sich, beim Aufschreiben nicht zu zittern, so verärgert war er.

„Sie müssen sich um unsere Kinder keine Sorgen machen. Kommen Sie bitte morgen zu mir ins Präsidium, dort arbeite ich. Ich möchte das Gespräch mit einer Gebärdensprachdolmetscherin fortführen. Die Kosten dafür müsste dann allerdings der soziale Dienst übernehmen."

Ben beobachtete Frau Hinrichsen beim Lesen seiner Nachricht.

„Kann das nicht Ihre Tochter kurz machen?“, war die verunsicherte Antwort.

„Sie wollen mein Kind als Dolmetscherin missbrauchen, weil Sie die Gebärdensprache nicht können und reden hier von Kindeswohlgefährdung durch uns als Eltern? Wer gefährdet denn das Wohl meiner Kinder jetzt? Sie oder wir? Wir sehen uns morgen um 10 Uhr im Präsidium und jetzt bitte ich Sie mein Haus zu verlassen.“

Ben kochte innerlich. Er stand auf und bat Frau Hinrichsen höflich, aber bestimmend zur Tür hinaus.

Mittlerweile war es 5.30 Uhr am Morgen und man konnte erahnen, dass der Tag erwachte. Familie Glienke setzte sich bei Kerzenschein an den Küchentisch. Niemand redete ein Wort. Mit Taschenlampe bewaffnet raffte Lina sich irgendwann auf und ging zum Sicherungskasten. Die Hauptsicherung war nach unten gekippt, sie klickte den Schalter nach oben und der Strom war wieder an. Sie erschrak bei dem Anblick, der sich ihr bot.

3

Gisela hatte Juliane vor einigen Jahren bei einer geführten Reise nach Kambodscha kennengelernt. Sie war fasziniert von dieser fröhlichen jungen Studentin, die sich trotz ihrer Sehbehinderung einer Reisegruppe angeschlossen hatte. Juliane vertraute darauf, dass irgendjemand ihr behilflich war, sobald sie fragte. Gisela freundete sich mit ihr an und so verbrachten die beiden drei Wochen gemeinsam. Sie saßen nebeneinander im Reisebus, teilten sich ein Zimmer und erkundeten die Tempel von Angkor Wat. Gisela lernte alles zu beschreiben, was sie sah und wenn etwas besonders interessant erschien und greifbar war, führte sie Juliane hin. In Angkor Wat hatte sich der Wald seinen Raum zurückgeholt. Die Bäume und Mauern zahlreicher Tempel waren vereint.

„Der Baum muss ja riesig sein, wenn das die Wurzeln des Baumes sind!"

Juliane neigte beim Fühlen ihren Kopf leicht nach hinten und schloss dabei ihre Augen. Die Finger tänzelten, wie die Arme eines Kraken über die Oberfläche. Man konnte sehen, wie sich ihre Augäpfel unter den Lidern hin und her bewegten.

„Warum bist du blind?", fragte Gisela eines Abends.

„Ich kam als Frühchen auf die Welt und erblindete nach der Geburt. Die Ärzte sagten damals, dass die Lungenreifung noch nicht abgeschlossen war. Die Medikamente, die ich bekam, waren so stark, dass sie mir nach und nach das Augenlicht nahmen."

„Also bist du eigentlich sehend geboren worden?"

„Wenn du das so nehmen willst ja, aber was sieht man denn schon kurz nach der Geburt? Ich wurde in der 27. Schwangerschaftswoche geboren, da ist das Sehen bei keinem Baby wirklich super ausgeprägt. Ich habe mal gehört, dass alle Kinder erst nach und nach lernen die Farben zu sehen. Ich kenne es nicht anders, als blind zu sein."

„Wie hast du es gelernt so selbstständig zu sein?", wollte Gisela wissen.

Und dann erzählte Juliane ihr, wie sie als Kind regelmäßig Besuch von Frau Häschen bekam. Die nette Frau zeigte Tricks. Welcher Pullover zu welcher Hose passte, woran sie hören und spüren konnte, wo sie sich im Garten befand. Sie verhalf diesem kleinen Mädchen schon sehr früh zu mehr Eigenständigkeit. Juliane lernte mit einem kleinen Lauflernwagen als Hilfe alleine zum Kaufmann zu spazieren.

Am Geräusch der Räder auf dem Straßenbelag und der Vibration in den Händen wusste sie, an welcher Stelle des Weges sie war. Sie konnte an der Veränderung der Umgebungsgeräusche hören, wenn sich neben ihr ein Gebäude befand.

Sie blieben oft stehen und dann fragte Frau Häschen: „Juliane, erzähle mir, was du hören kannst."

Und wenn das Mädchen fertig war, fragte sie weiter. „Und was kannst du spüren?"

Es war vom Wetter und der Jahreszeit abhängig, was Juliane alles zum Lesen ihrer Umgebung nutzen konnte. Im Winter, wenn es bitterkalt war und sie eine Mütze auf dem Kopf und ihre Händchen in den Handschuhen hatte, nutzte sie die Haut ihres Gesichtes und drehte sich leicht hin und her, immer ihren Lauflernwagen festhaltend. Im warmen Sommer zeigte ihr die Haut der Arme und Beine leichte Luftverwirbelungen, die manchmal hinter Bäumen, Bushaltestellenhäuschen oder anderen Gebäuden zu fühlen waren. Kombinierte man nun das Spüren und Hören, gewann Juliane ein Gefühl für die Größe von Gegenständen, Hindernissen oder Gebäuden.

Frau Häschen und Juliane waren viel draußen, bei Wind und Wetter machten sie sich auf den Weg. Später übten sie das Nutzen eines Blindenstocks, das Fahren mit einem Bus und vieles mehr. Frau Häschen kam jeden Montag, Mittwoch und Freitag. Das war großes Glück, denn eigentlich stand Juliane nur ein Förderkontakt in der Woche zu. Mittwochs bezahlten ihre Eltern privat und den Freitag schenkte Frau Häschen ihr.

*

„Leider gibt es heute einen extremen Mangel an Mobilitätstrainern für Blinde und Sehbehinderte. Die Ausbildung muss man selber bezahlen und das kann sich nicht jeder leisten. Wenn das so weitergeht, dann haben wir bald ein richtiges Problem."

„Kann man nicht eine Stiftung gründen, damit man die Kosten für diese Ausbildung beantragen kann? Das ist doch schrecklich", fügte Gisela hinzu.

Jeden Abend lauschte sie den Erzählungen dieser jungen Frau. Anfänglich war es Gisela unangenehm. Sie kam sich so neugierig und aufdringlich vor. Zumal sie nichts von ihrem Leben preisgab. Es war ein nahezu einseitiges Öffnen innerer Gedanken.

Es fand kein Austausch statt und Gisela hoffte inständig, dass Juliane sich daran nicht störte.

Für das Weltkulturerbe Angkor Wat waren vom Reiseveranstalter drei Tage eingeplant. Gisela und

Juliane zogen sich nach Absprache mit ihrem Reiseleiter aus der Gruppenführung heraus und erforschten die Tempel auf eigene Faust. Am zweiten Tag blieb Juliane auf dem Weg von einem zum anderen Tempel abrupt stehen. Sie stellte ihren Blindenstock vor sich, legte beide Hände oben auf den Griff und begann zu riechen. Ihr Blick war nach unten gerichtet, ihre Augen bewegten sich hin und her. Ihre Nasenflügel flatterten ganz leicht.

„Was ist los?“, wollte Gisela wissen.

„Ich kann es dir nicht genau sagen, ich glaube wir werden verfolgt.“

„Also ich habe niemanden gesehen.“

„Ich auch nicht“, erwiderte Juliane leicht amüsiert. „Aber ich rieche jemanden.“

Gisela sah sich um, aber außer anderen Touristen und ihren Guides war nichts Ungewöhnliches zu erkennen.

„Aber warum sollte uns jemand verfolgen?“, hinterfragte Gisela.

„Das kann ich dir auch nicht sagen, aber dieser merkwürdige Geruch ist mir gestern schon aufgefallen. Es ist eine Mischung aus menschlichem Schweiß und einem Duft, einem Aftershave oder einer Creme.“

„Das ist ja spannend, ich halte meine Augen offen und du nimmst weiter die Witterung auf. Kannst du denjenigen jetzt riechen?“

„Ja, gerade eben kam ein Hauch vorbei, von wo kommt der Wind?“

Juliane drehte sich und lief langsam, immerzu ihrem pendelnden Stock als Sicherheit vor sich her auf eine Säule zu. Kurz bevor sie diese erreichten, stürmte eine Person auf beide zu, steckte Juliane einen Zettel in die Jackentasche und rannte wieder weg. Es war ein kleiner, schmächtiger, junger Mann.

„Was war denn das jetzt?“, erbrüstete sich Gisela.

Juliane griff in ihre Jackentasche und reichte ihrer Freundin ein kleines Stück Papier entgegen.

„Steht was drauf?“

„Ja.“

-Bitte heute Abend zum Spital kommen. 18 Uhr-

„Was für ein Spital meinen die denn?“, fragte sich Juliane laut. „Und warum?“

„Es gibt hier in Siem Reap ein Krankenhaus, das vom Schweizer Roten Kreuz wiederaufgebaut werden soll. Wahrscheinlich ist das gemeint. Was machen wir jetzt?“

„Was hältst du von hingehen?“, erwiderte Juliane.

„Bist du dir sicher? Das ist um 18 Uhr stockfinster hier in der Gegend und wir kennen uns hier nicht aus.“

„Bei mir ist es immer stockfinster, also das beängstigt mich nicht ernsthaft. Mich interessiert aber, warum wir dort hingehen sollen und vor allem, warum gerade wir?“

Julianes Augen fingen an zu leuchten. Ein Abenteuer, sie schien überhaupt keine Sorge zu haben.

„Was machen wir, wenn es eine Falle ist und sie uns ausrauben wollen?“, fragte Gisela misstrauisch.

„Glaubst du wirklich, die denken, wir nehmen alle unsere Reisechecks und Bargeldbestände mit, damit sie uns das abknöpfen können? Nein, das muss einen anderen Grund haben.“

Gisela dachte nach.

„Ok, aber ich möchte unserem Reiseleiter Bescheid sagen, damit jemand weiß, wo er anfangen muss zu suchen, falls wir morgen beim Frühstück fehlen.“

Juliane war einverstanden, auch wenn sie diese Sicherheit für sich nicht brauchte. Sie war überzeugt, dass es einen triftigen Grund hatte, warum jemand gerade sie beide dorthin bat.

Der Reiseleiter hatte den beiden Frauen für 17.30 Uhr ein Taxi zur Unterkunft bestellt. Am Spital angekommen stiegen sie aus. Der Fahrer fuhr wieder weg.

„Kannst du was sehen?“, fragte Juliane.

„Hinter uns scheint der Eingang des Krankenhauses zu sein, lass uns hingehen. Da kann man uns am besten sehen.“

Juliane tippte ihre Uhr an, eine blecherne Stimme sagte: “17.55 Uhr.“

Plötzlich öffnete sich die Tür von innen.

„Konzert?“, fragte eine schüchterne junge Frau.

„Das wissen wir nicht“, gab Gisela zur Antwort.

Die junge Frau bat die beiden Damen herein und führte sie zu einem kleinen Saal. Sie forderte sie auf, sich zu setzen. Nach und nach kamen weitere Personen hinzu. Es schienen Touristen zu sein.

„Kannst du mir beschreiben, was du siehst?“, fragte Juliane irgendwann ihre sehende Begleitung.

„Oh, entschuldige. Ich versuche noch zu verstehen, was hier vor sich geht. Also wir befinden uns in einer Art Saal, fünf Stuhlreihen mit zwanzig Stühlen würde ich sagen. Genau vor uns befindet sich ein Podest. Dort steht ein Hocker. Es kommen Leute, ich denke es sind Touristen."

„Mhh, dann warten wir mal ab", entgegnete Juliane und klappte ihren Blindenstock ein.

18.30 Uhr trat ein älterer Herr mit einem Cello auf das Podest, setzte sich, schloss seine Augen und begann zu spielen. Der Mann sah traurig und müde aus. Er schwitzte und schien sich mit seinem Instrument zu vereinen.

Noch bevor das erste Stück beendet wurde, tippte eine dunkle Gestalt Gisela vorsichtig am Arm. Sie zuckte zusammen, was von ihrer blinden Freundin sofort bemerkt wurde.

Ein Mann hielt ihr einen Zettel vor die Nase mit der Aufschrift „Bitte mitkommen" und zog sich sofort in den Schutz der Dunkelheit zurück.

„Was ist passiert, du hast dich vor etwas erschreckt?", flüsterte Juliane.

„Wir sollen mitkommen, aber der Mann ist schon wieder verschwunden."

„Hast du dir gemerkt in welche Richtung?"

„Ja."

„Dann lass uns hinterher!"

„Bist du dir sicher? Mir ist das unheimlich", bemerkte Gisela eingeschüchtert und erhielt einen Stoß mit dem Ellenbogen in die Seite.

Es war Juliane, die drängte aufstehen zu wollen.

Sie schnappte sich die Hand ihrer sehenden Freundin. Vorsichtig standen beide auf und Juliane fasste auf die rechte Schulter von Gisela, um hinterherlaufen zu können So konnte sie ihren Blindenstock eingepackt lassen. Sie gingen in die Richtung, von der Gisela glaubte, dass die Person dorthin gelaufen war. Sie liefen einen unbeleuchteten Flur entlang und kamen zu einer Tür, die nur einen Spalt weit geöffnet war.

„Siehst du was?", wollte Juliane wissen.

„Ne, nicht wirklich, aber hier steht eine Tür ein bisschen auf. Sollen wir es wagen?"

„Ja."

Gemeinsam zwängten sie sich hindurch. Eine Treppe führte nach unten.

„Ich rieche ihn wieder", flüsterte Juliane, "ganz deutlich, er ist hier. Der Mann von gestern."

Giselas Herz begann zu rasen und ihr schoss das erste Mal der Gedanke durch den Kopf, was sie machen sollten, wenn es doch eine Falle war.

Unten angekommen gelangten sie erneut in einen Flur, an dessen Ende ein beleuchteter Raum zu sein schien. Sie folgten dem Schein, öffneten vorsichtig die Tür und blickten in drei erwartungsvolle Augenpaare, die hinter einer Krankenliege standen. Es waren zwei Männer und eine Frau. Niemand redete. Es herrschte Totenstille. Juliane hielt diese Ruhe nicht mehr aus und ergriff als erste das Wort:

„Sprechen Sie Deutsch oder Englisch?“

Keine Antwort. Vorsichtig trat die Frau mit einem Zettel auf sie zu, auf dem „Bitte helfen“ stand und zeigte auf Juliane.

Gisela las vor, was auf dem Zettel stand und erklärte ihrer Freundin, dass sie damit gemeint war.

„Bei was soll ich denn helfen?“ Sie wechselte ins Englische. „How can i help you?“

Immer noch keine Reaktion der drei anwesenden Gestalten. Vorsichtig machte die Frau eine Bewegung mit ihren Händen. Sie ballte ihre Hände zu Fäusten und bewegte dann Daumen und Zeigefinger. Die Bewegungen sahen aus wie die einer

Kneifzange, dazu zog sie ihre Augenbrauen nach oben. Gisela beschrieb so gut es ging, was sie sah.

Juliane konnte sich keinen Reim darauf machen, aber es musste einen Grund geben, warum diese drei Personen genau sie und Gisela hierhergeholt hatten.

Die Frau wiederholte immer wieder diese Bewegung und zeigte auf Juliane.

Gisela zog die Schultern nach oben. Sie konnte sich nicht erklären, was diese Menschen von ihnen wollten. Beruhigend war der Umstand, dass sie nicht bösartig wirkten. Sie schienen eine Erwartung in Juliane zu haben, aber was konnte das sein?

Plötzlich zeigte die Frau auf ihre Brüste, entblößte sich und legte sich auf die Liege.

„Die Frau zieht sich obenrum aus und legt sich auf eine Bahre, die vor uns steht. Was wollen die von dir?“

„Auf eine Bahre werden Tote gelegt. Du meinst eine Liege, hoffe ich zumindest“, korrigierte Juliane.

„Von mir aus auch eine Liege.“

´Blinde und ihre Feinheiten mit Worten´, dachte Gisela.

„Keine Ahnung, aber es muss etwas mit meiner Blindheit zu tun haben."

Einer der Männer trat langsam hervor, ging auf Juliane zu, nahm sie an die Hand und führte sie zur Krankenliege. Er legte die Hände von Juliane auf den Brüsten der Frau ab. Erwartungsvolle Blicke ruhten auf Juliane.

„Die wollen, dass du die Frau mit deinen Händen abtastest, vermute ich."

Juliane begann vorsichtig zunächst die linke Brust der Frau zu erfühlen. Sie ging dabei vor wie beim Lesen eines Textes in Brailleschrift.

In kleinen tippelnden Bewegungen glitten ihre Finger über die weiblichen Wölbungen der Frau. Danach wechselte sie zur rechten Brust und tat das gleiche. Juliane runzelte die Stirn.

„Was ist?", wollte Gisela wissen.

„Ich weiß nicht genau, es fühlt sich komisch an bei ihr. Wie alt ist sie?"

„Puh, keine Ahnung. Vielleicht Mitte/Ende Zwanzig."

Juliane griff sich an ihre eigenen Brüste und begann diese abzutasten.

„Die Frau hat kleine Knötchen, die habe ich nicht. Darf ich bei dir mal fühlen?“

„ÄÄh, wie meinst du das jetzt?“

„Darf ich deine Brust abtasten? Ich muss wissen, ob wir diese kleinen Knoten auch haben oder nicht. Vielleicht ist das ein Zeichen von Brustkrebs. Ich kann die bei mir nicht finden, ich will wissen, ob du auch sowas hast.“

„Ich schicke dann aber erstmal die Männer hier raus“, beschloss Gisela.

Sie gab den beiden anwesenden Männern zu verstehen, dass sie bitte den Raum zu verlassen hatten.

Als sich die Tür hinter ihnen schloss, zog Gisela ihre Bluse nach oben und führte die Hände von Juliane an ihre Brüste. Vorsichtig und in kleinen Schritten tänzelten die Finger ihrer blinden Freundin darüber.

Dann wanderte sie zwischen ihren eigenen, denen von Gisela und der jungen Frau hin und her und hin und her.

„Komisch, du hast auch kleine Knötchen, aber nur winzig klein. Sie hat sie größer und bei mir finde ich keinerlei Verhärtungen dieser Art.“

Plötzlich klopfte es an der Tür. Schnell wurden alle weiblichen Entblößungen abgedeckt. Der Mann, der das Cello spielte, stand mit den anderen beiden Männern vor der Tür.

„Guten Abend die Damen, ich denke ich kann Ihnen eine Antwort geben. Ich bin Arzt und baue diese Klinik auf. Bis vor Kurzem hatten wir eine einheimische Blinde, die mit ihren Händen den Brustkrebs bei Frauen erfühlen konnte. Wir haben hier in Kambodscha noch keine Geräte, mit denen wir den Brustkrebs feststellen können. Sie wurde die Frau mit den sehenden Händen genannt."

„Was ist mit dieser Frau passiert?", wollte Juliane wissen.

„Sie ist gestorben", kam zur Antwort.

„Und jetzt soll ich diese Untersuchungen machen?", fragte Juliane etwas ungläubig.

„Ja. Wir brauchen Sie hier."

„Das ehrt mich sehr, aber ich lebe in Deutschland und kann nicht hierbleiben", erwiderte Juliane.

„Das liegt jetzt leider nicht mehr in Ihren Händen!"

Der Mann verließ den Raum und gab den anderen beiden Männern zu verstehen, ihm zu folgen.

Gisela sah Juliane verdutzt an. Die junge Frau saß noch auf der Liege. Sie wirkte verängstigt.

„Sind die jetzt gegangen?“, fragte Juliane.

„Ja allerdings. Was ist das für ein komisches Spiel hier und warum sagte er, dass das nicht mehr in deinen Händen liegt? Komm lass uns verschwinden. Das ist mir nicht geheuer.“

„Was machen wir mit der Frau? Wir können sie doch nicht alleine lassen“, protestierte Juliane.

„Doch, das können wir!“, gab Gisela energisch zu verstehen.

Sie schnappte ihre Freundin an der Hand und ging zur Tür. Sie war verschlossen.

Gisela rüttelte und rüttelte, aber sie ließ sich nicht öffnen. Langsam stieg die Panik in ihr hoch.

„Diese beschissene Tür ist zu, sie haben uns eingesperrt!“, schrie Gisela.

Julianes Augen flackerten, sie starrte vor sich hin. Der Kopf bewegte sich nicht, nur die Augen gingen hin und her, als wenn sie einen eingeschlossenen Tiger im Käfig verfolgten.

„Gisela?“

Keine Reaktion.

Juliane fing an zu brüllen: „Gisela, was ist?“

Immer noch keine Antwort.

„Antworte mir bitte!“

Juliane merkte, dass es zwecklos war. Sie fühlte, dass sie beobachtet wurde. Die junge Frau musste noch hier sein.

„Do you speak english? “

Keine Reaktion. Langsam tastete Juliane sich zur Liege vor und fühlte sie. Die Frau, sie saß. Sie nahm Julianes Hände und führte sie zu ihren Ohren. Dann schüttelte sie ihren Kopf.

„So eine Scheiße! Jetzt ist die auch noch gehörlos“, brüllte Juliane.

Sie hockte sich auf den Boden und robbte sich langsam Richtung Tür vor. Sie hatte keine Lust irgendwo gegenzustoßen und sich außer Gefecht zu setzen. Auf allen vieren kroch Juliane in die Richtung, aus der sie Gisela zu Letzt gehört hatte. Juliane fand sie. Sie lag auf dem Boden. Ihr Atem ging flach, aber er war zu fühlen.

Ok, kühlen Kopf bewahren und nicht durchdrehen. Erst neulich hatte sie in einem Beitrag im Fernsehen gehört, dass es drei Arten von Reaktionen bei Menschen gibt, wenn sie in bedrohliche Situation gerieten.

Die einen drehten durch und gerieten in Panik, die nächsten reagierten besonnen und kopfgesteuert und die letzten versteinerten oder fielen in Ohnmacht. Gisela schien zu der letzten Gruppe zu gehören.

Juliane musste nachdenken. Leider fiel ihr nicht viel ein, außer einer kleinen letzten Hoffnung, die ihr blieb.

4

Was passierte hier? Sie hatte doch ihre Jacke über das Tier gehängt, damit andere Bogenschützen sehen konnten, dass jemand hinter dem Tier nach einem Pfeil sucht. Helene rührte sich nicht. Sie begann zu rufen.

„Hallo?"

Sie wartete ab. Nichts geschah, plötzlich wieder ein Zischen. Ein Pfeil bohrte sich links neben ihrem Kopf in den weichen Waldboden.

„Hallo! Aufhören! Ich bin hinter dem Ziel. Bitte nicht weiterschießen!"

Helene hielt den Atem an und blieb starr liegen. Sie traute sich aus Angst vor einem erneuten Pfeil nicht aufzusehen. Je nach Bogen konnten Pfeile eine Geschwindigkeit zwischen 190 und 300 km/h erreichen. Sie wollte ungerne so ein Geschoss in ihrem Auge stecken haben. Bestimmt handelte es sich um einen Anfänger, der keinen Plan von den Parcoursregeln hatte und unerlaubterweise alleine schoss. Normalerweise benötigte man eine Einzelschießberechtigung, um ohne Begleitung in das Waldstück gehen zu dürfen.

Ein erneutes Zischen und ein -Plock-. Der Schütze hatte das Ziel getroffen.

Jetzt nahm Helene ihren Mut zusammen und sah auf. Niemand zu sehen.

„Hallo?“, rief sie erneut. „Wer ist da?“

Helene blickte vorsichtig den Hügel hinauf. Hinter einem Busch nahm sie eine Gestalt wahr. Schnell raffte sie sich auf und lief hinter den nächstgelegenen Baum in Deckung. Die Person schien ihr Weglaufen nicht bemerkt zu haben und kam langsam hinter dem Busch hervor. Die breiten Schultern ließen darauf schließen, dass es sich um einen Mann handelte. Er sah sich um und blieb erneut stehen. Er öffnete seine Jacke und holte ein Fernglas heraus. Schnell versteckte Helene sich hinter ihrer Deckung. Es war eine junge Buche, deren Stamm leider dünner zu sein schien als sie selbst. Sie hielt die Luft an und machte sich schlank. Lange Zeit rührte sich nichts. Es kam ihr wie eine Ewigkeit vor. Sie hörte Schritte in der Nähe. Sollte sie weglaufen? Oder ihm schreiend entgegenrennen? Helene entschied sich für eine Art stehende Leichenstarre, in der Hoffnung, dass die Gestalt sie nicht bemerken würde. Plötzlich spürte sie seinen Atem in ihrem Nacken. Sie fühlte, wie das Kribbeln die Beine hochkroch, über das Gesäß in die Magengegend. Es wurde so stark, dass sie zu zittern begann. Die Angst übermannte sie.

Ihr wurde schwarz vor Augen und sie verlor ihr Bewusstsein. In ihrem Inneren spielte sich ein Film ab, ein sich wiederholender Traum.

- Jemand kletterte aus dem Inneren eines großen, runden Steinturms. Er war riesig, hoch bis zum Himmel. Die Sonne blendete sie, als sie beobachtete, wie derjenige an der Innenseite hinaufstieg. Helene war ein kleines Mädchen und schaute von oben zu. Sie kannte denjenigen. Dann setzte sie sich an die Außenwand des Turms. Sie schaute, was es im Inneren zu sehen gab. Oben an der Kante angekommen, lugte sie vorsichtig über den Rand. Da lag sie in einer Blutlache. Sie selbst lag im Inneren des Turms. -

Helene kam langsam wieder zu sich und öffnete vorsichtig die Augen. Sie blickte direkt in den Gehörgang einer Person. Langsam dreht sich das Ohr weg und sie wurde von einem dunkelgrünen Augenpaar angestarrt.

„Geht es Ihnen nicht gut?"

Die Stimme des Mannes klang leicht verwaschen, als hätte er getrunken.

„Sie hätten mich fast erschossen. Haben Sie meine Jacke über dem Elch nicht gesehen?", fragte Helene noch ein wenig benommen.

„Was habe ich beschlossen?"

Er kniff seine Augen fest zusammen und sah sie angestrengt an.

„Nicht beschlossen, erschossen. Sie hätten mich fast erschossen“, wiederholte Helene nun etwas lauter.

„Ich bin Egon Zimmerer. Das tut mir leid, ich habe Sie nicht gesehen“, gab er sichtlich bedrückt zur Antwort.

„Ich hatte meine Jacke über das Tier gehängt, so wie es in den Parcoursregeln steht.“

„Wissen Sie“, sagte Egon und kniete sich nun neben Helene auf den Boden. “Vielleicht sollte ich doch besser aufhören mit dem Bogenschießen. Ich schieße mittlerweile mehr instinktiv als durch Zielen. Meine Augen werden immer schlechter und Hörgeräte bräuchte ich eigentlich auch langsam.“

Helene setzte sich auf und sah einen unglücklichen, alten Mann vor sich.

„Wie lange sind Sie schon Mitglied in unserem Verein?“, wollte er wissen.

„Ach, bestimmt schon zehn Jahre, aber ich musste wegen einer schweren Operation für einige Jahre aussetzen. Heute bin ich das erste Mal seit vier Jahren wieder hier.“

„Ich hoffe, ich habe Sie nun nicht verschreckt. Gleich beim ersten Mal nur knapp dem Tod entronnen ...“

Er lächelte leicht beschämt.

„Haben Sie etwas dagegen, wenn wir den Rest zusammen gehen? Ich sage Ihnen auch Bescheid, falls Sie aus Versehen wieder auf ein lebendiges Wesen zielen. Ich muss aber noch einen Pfeil von mir suchen, der hinter dem Elch im Gestrüpp gelandet sein muss“, meinte Helene.

„Ich habe auch zwei am Ziel vorbeifliegen lassen, es heißt ja auch nicht ohne Grund 3 D Schießen. Drüber, Drunter, Drauf oder Daneben“, lachte Egon.

Der Spruch war abgedroschen und jeder Schütze kannte ihn, aber er wurde immer wieder zum Besten gegeben, wenn das Ziel erst mit dem letzten, dem dritten Pfeil getroffen wurde.

„Wo ein Pfeil von Ihnen liegt, kann ich sagen, der bohrte sich direkt neben meinem Kopf in die weiche Erde. Da brauchen wir auf jeden Fall den Pfeilkratzer!“

Helene hatte ihren immer noch in der Hand und hielt ihn hoch.

„Wie lange schießen Sie schon Egon?“

„Ach, mein Leben lang. Seit ich kleiner Junge bin. Ich habe mit meinem Vater die Bögen und Pfeile selber gebaut. Ich war sogar mal Europameister vor zwanzig Jahren. Irgendwann merkte ich, dass ich einen schwarzen Fleck im Sichtfeld habe. Mein Fokussieren wurde dabei so stark beeinflusst, dass ich irgendwann unter Target Panic litt. Ich wusste einfach nicht mehr, wann der perfekte Zeitpunkt zum Lösen war. Das war schlimm. Bogenschießen war mein Leben damals. Irgendwann setzte mich meine Frau auf den Pott."

„Egon, es gibt auch noch andere Dinge, die wichtig sind. Gesundheit und Freude und eine Ehefrau, um die man sich ab und zu mal kümmern sollte. Mach eine Pause."

„Das tat ich dann auch. Meine Bögen hingen bestimmt acht Jahre in meinem Schuppen im Garten. Eines Tages las ich in der Zeitung einen Artikel über einen blinden jungen Mann. Sein größter Wunsch war es das Bogenschießen zu erlernen. Er fand einen Verein und mithilfe einer optischen Zielvorrichtung und einem akustischen Signalgeber lernte er zu zielen. Weißt du und ich beschwerte mich über einen schwarzen Punkt in meinem Sichtfeld."

„Was hast du dann gemacht?"

„Zuerst hing ich meinen Ehrgeiz immer treffen zu müssen an den Nagel. Ich wollte wieder Spaß am Schießen finden. Den Sport als Ausgleich wiederfinden und nicht als Stress und die Angst zu versagen, erleben. Frei sein, frei davon, alles treffen zu müssen. Ich schmiss alle Hochleistungsbögen weg und baute mir wieder einen eigenen. Genauso wie ich es mit meinem Vater früher gemacht hatte. Ich holte mir meine Kindheit aus der Erinnerung zurück. Früher waren wir Indianer auf der Jagd, versteckten uns hinter Bäumen und nahmen uns Maulwurfshügel zum Ziel. Heute schieße ich nur noch Primitivbogen und instinktiv, einfach nach Gefühl und manchmal wieder auf Maulwurfshügel. So wie früher."

Egon seufzte: „Und nun hätte ich fast jemanden wie dich verletzt."

Während sie sich weiter über ihren gemeinsamen Sport austauschten, suchten sie mit ihren Kratzern nach den Pfeilen. Mittlerweile hingen zwei Jacken über dem Elch. Nachdem jeder alle seine Pfeile zurück im Köcher verstaut hatte, liefen sie zum nächsten Tier. Diesmal war es ein laufender Braunbär.

„Wer ist denn der Parcourswart im Moment? Ich erinnere, dass es vor vier Jahren gar nicht so einfach war, jemanden für diesen Job zu finden."

Es interessierte Helene wirklich, denn die Tiere waren ausgezeichnet gestellt. Der Bär stand an einem kleinen Bachlauf, als wenn er nach Fischen suchen würde und der weiße Abschusspflock war in der Deckung eines Baumes gesetzt worden.

Egon schoss zuerst und traf gleich beim ersten Mal. Helene nahm sich die orange Nocke von Egons Pfeil als Anhaltspunkt. Der könnte im Kill sein, dachte sie. Helene konzentrierte sich nur auf diesen kleinen Punkt. Ihr Atem ging langsam, sie hob den Bogen, zog die Sehne zurück bis zum Ankerpunkt, hielt kurz ihren Atem an und löste ihre Finger von der Sehne. Zack, der Pfeil saß in dem von Egon.

„Oh entschuldige, ich hoffe ich habe deinen Pfeil nicht gespalten, aber danke für den Spot!“, jauchzte Helene und freute sich wie ein kleines Mädchen über diesen schönen Schuss.

„Nachdem ich dich ja fast erlegt hätte, verzeihe ich dir gerne einen kaputten Pfeil, du Robin Hood“, lachte Egon und klopfte ihr freundschaftlich auf die Schulter.

Beide stapften mit einer gewissen Vorfreude über ein erwartetes Kill auf den Bären zu, um die Pfeile zu ziehen. Tatsache! Helene hatte den Holzpfeil von Egon von hinten aufgespalten und ins X-Kill getroffen, besser ging es nicht.

Es tat ihr gut, nicht alleine schießen zu gehen und Egon schien es ebenfalls zu gefallen.

„Bist du immer alleine hier im Parcours?“, wollte Helene wissen.

„Ja mittlerweile gehe ich lieber alleine.“

„Warum?“

„Meine Ohren sind nicht mehr die besten und sobald Wind oder andere Geräusche da sind oder mehrere durcheinander reden, verstehe ich kein Wort. Ich will nicht immer nachfragen“, erklärte der ältere Herr.

„Kannst du mich denn gut verstehen?“

„Ja, du bleibst ja wenigstens stehen und guckst mich an, wenn du mit mir sprichst. Wer macht das denn heute noch? Wenn ich mich alleine mit jemandem unterhalte und derjenige deutlich spricht, dann klappt es recht gut. Die meisten vergessen, dass ich nicht mehr gut höre und wenn ich zu oft nachfrage, dann geben sie auf oder erzählen es mir gar nicht erst. Es ist manchmal mühsam mit mir.“

Egon lächelte etwas verlegen.

„Ok, mich stört es nicht, dass du schlecht hörst. Ich bin gerne alleine, weil mich das oberflächliche Gelaber der Leute nervt. Die beschweren sich über so viele Kleinigkeiten. Ich weiß noch, dass damals der Parcourswart genau wegen solcher

Mitglieder zurückgetreten war. Immer aus dem Hintergrund motzen, statt einfach mitzumachen."

„Sag mal Helene, wenn du nichts dagegen hast, könnten wir doch zukünftig gemeinsam schießen gehen. Dann muss ich keine Angst mehr davor haben, aus Versehen Leute aufzuspießen. Meine Güte, ich mag mir gar nicht vorstellen, was passiert wäre, wenn…"

Plötzlich stieß Helene einen gellenden Schrei aus, dass sogar Egon mit seiner altersbedingten Schwerhörigkeit zusammenzuckte.

„Was ist in dich gefahren? Warum schreist du so?"

„Dahinten liegt jemand!", stammelte Helene.

„Oh Gott, habe ich doch jemanden erschossen? Aber hier war ich doch noch gar nicht", gab Egon entsetzt von sich. „Wo denn?"

Helene zeigte auf eine Stelle hinten bei einer Reihe von Nordmanntannen, die in einiger Entfernung zu ihrem Ziel standen.

„Da, da hinten. Was machen wir jetzt Egon?"

Vorsichtig ging Egon auf die Tannenreihe zu. Er lugte durch die tiefhängenden Äste hindurch. Die Person lag rücklings auf dem Boden und hatte Arme und Beine von sich gestreckt.

„Lass uns nachsehen, ob die Person wirklich tot ist“, schlug Helene mutig vor.

Zu zweit bahnten sie sich einen Weg bis zu den Tannen vor. Dort lag ein regungsloser Mann.

„Hallo? Hallo, hören Sie mich?“, brüllte Egon.

Es kam keine Antwort.

„Ich glaube der ist tot“, flüsterte Helene.

Keine Reaktion. In dieser Sekunde fiel es ihr ein. Egon war schwerhörig, wie sollte er ihr Gesäusel dann hören. Sie stieß ihn von der Seite an und zeigte ihm dann eine Geste, wie Hals abschneiden. Sie wollte ihm damit signalisieren, dass sie den Mann für tot hielt. Laut reden empfand sie in diesem Moment als pietätlos. Helene konnte nicht sagen, warum, aber sie brachte kein einziges Wort in normaler Lautstärke hervor.

Egon pirschte sich weiter an die liegende Person heran, drehte sich zu Helene um und winkte ihr zu, dass sie kommen solle.

„Der hat einen Pfeil im Hals stecken, aber das ist keiner von meinen, das schwöre ich dir. Lass uns die Polizei rufen“, meinte Egon.

„Hast du ein Telefon mit Egon?“

Helene begleitete ihre Worte mit einer Geste, als wenn sie sich einen Hörer ans Ohr hielt.

„Nein, so ein Mist. Dann lass uns schnell zum Restaurant an der Straße laufen, vielleicht haben die geöffnet."

So schnell es ging rannten beide quer durch den Parcours. Die Vereinsregeln verboten dieses strikt. Das Verletzungsrisiko war zu hoch, wenn man entgegengesetzt der Parcoursrichtung oder sogar quer Feld ein lief. Egon und Helene interessierte das zum jetzigen Zeitpunkt wenig.

Keuchend erreichten sie die kleine Kastanienallee, die zur Hauptstraße führte, wo Helene ihren Wagen an der Steinmauer geparkt hatte. Auf dem kurzen Stück bis zur Straße kam ihnen ein Schütze mit seinem Hund entgegen.

Helene rief ihm zu: "Bitte rufen Sie die Polizei, wir haben einen Toten im Parcours!"

„Ach herrje, wer ist es denn?", fragte der Schütze mit Hund.

„Das wissen wir nicht."

„Woher wisst ihr dann, dass er tot ist?"

Egon schaute irritiert zwischen den beiden hin und her.

„Habe ich das richtig verstanden? Woher wir wissen, ob der tot ist?"

„Ja genau. Wäre ja peinlich, wenn wir die Polizei rufen und der ist quicklebendig", erwiderte der Mann mit Hund.

„Der Typ hat einen Pfeil im Hals stecken und sieht sehr unquicklebendig aus und jetzt habe ich keine Lust mehr zu diskutieren. Haben Sie ein Telefon? Ja oder nein?", wurde Helene energisch.

„Ja, ich habe eins."

„Her damit!"

Helene hielt fordernd ihre Hand auf.

„Ist schon gut. Ich rufe die Polizei oder hier nehmen Sie doch besser mein Telefon. Sie können genauer erklären, was Sie vorgefunden haben."

Und schon übergab der Mann mit Hund sein Mobiltelefon an Helene.

5

Ben betrat um acht Uhr sein Büro. Er war der erste gehörlose Kommissar in Deutschland und liebte seine Arbeit. Die Ereignisse der letzten Stunden kamen ihm wie eine Ewigkeit weit weg vor. Es fühlte sich an wie ein Traum, aber nicht wie die Realität. Dass es kein Hirngespinst war, merkte er als seine Kollegin Sarah den Raum betrat und erschrocken auf seinen Kopf starrte.

Sie gebärdete:“ Was hast du gemacht?“

„Ich? Meinst du mich?“, fragte Ben unschuldig.

„Ja!“

„Ich habe die Glaubensrichtung gewechselt, ich gehöre jetzt zu den heiligen Geistern mit Turban“, grinste Ben.

„Das habe ich nicht verstanden Ben, kannst du mir das bitte aufschreiben?“

Sarah holte Zettel und Stift. Sie hatte zwar einige Kollegenseminare besucht, in denen sie berufsbezogene Gebärden lernte, aber es reichte nicht immer aus für seine Witze. Für die wichtigen Teamsitzungen konnten sie auf Dolmetscher wie Renate zurückgreifen, aber sie war noch nicht da.

Eigentlich wollte Sarah auch Small Talk Gespräche alleine schaffen, aber sie verstand diese eine Gebärde nicht. Irgendwas mit ´denken ´oder ´glauben´ hatte er gesagt.

Ben kritzelte auf den Notizblock – Ich bin zum Glauben der heiligen Geister mit Turban übergewechselt-

Sarah sah ihren Kollegen abschätzend an. Was meinte er bloß damit? Der Humor ihres gehörlosen Kollegen war zum Teil sehr besonders oder sarkastisch.

„Was ist passiert?"

Sarah unternahm einen weiteren Versuch in der Gebärdensprache.

„Clara hatte mich nachts geweckt, weil wir Stromausfall zu Hause hatten. Bei dem Versuch unten im Flur Licht mit Kerzen anzumachen, bin ich irgendwo gegengestoßen und mit dem Kopf gegen die untere Stufe unserer Treppe geknallt. Denken wir. Es konnte ja niemand etwas sehen. Eine verbundene Platzwunde ist das Ergebnis."

Ben versicherte sich an der Mimik seiner Kollegin, ob sie das verstanden hatte oder nicht. Er kannte Sarah nun schon einige Zeit und wusste sofort, ob sie ihn verstand oder nicht. Ihr Blick verriet sie.

Da Sarah nachfragte, wie es seinen Kindern mit einem Papa und einer Verletzung am Kopf erging, wusste er, sie hatte verstanden.

Kurz darauf ging die Tür des Büros erneut auf und Stefan, sein direkter Teamkollege schlurfte herein. Er signalisierte sofort mit einem ´Time Out` Zeichen, dass er nicht angesprochen werden wollte und setzte sich an seinen Schreibtisch. Er stützte seinen Kopf auf die Handballen und vergrub sein Gesicht hinter den Händen. Sarah und Ben tauschten kurz Blicke aus, beide zuckten mit den Schultern. Kommentarlos stellte Sarah ihrem Kollegen einen Kaffee vor die Nase.

Ben sah, dass der Oberkörper leicht zu beben begann. Stefan weinte, einzelne Tränen tropften auf die Unterlage seines Schreibtisches. Ben klopfte seinem Freund mitfühlend auf die Schulter und gab Sarah zu verstehen, dass er sich mit ihr erstmal in den Aufenthaltsraum setzen würde. Er klemmte sich seinen Laptop unter den Arm, damit konnten er und Sarah schneller hin und her schreiben als mit Zettel und Stift.

-Sollen wir ihn nicht lieber wieder nach Hause schicken? -, tippte sie in die Tasten.

-Nein, er ist bestimmt gekommen, weil er eigentlich reden will. Gib ihm noch einen Moment. Ist bei dir denn alles in Ordnung? -

-Ja, mein Leben ist ziemlich harmlos, nahezu langweilig im Gegensatz zu euren-

Sarah guckte entschuldigend.

-Ich bekomme gleich noch Besuch vom Jugendamt-

-Warum das denn?-

-Sie möchte überprüfen, ob ich trotz meiner Behinderung meine Kinder gut versorgen kann. Oder ob eine Kindeswohlgefährdung vorliegt-

-Sag mal spinnen die jetzt total?-

Sarah war entsetzt.

-Eigentlich begann alles mit einem Missverständnis. Die Sanitäter hatten meine Tochter gefragt, ob ihre Eltern trinken würden und sie hat ´ja´ gesagt. Lina meinte damit Kaffee, Tee und Wasser und die Rettungsleute dachten an Alkohol. Die haben das Jugendamt alarmiert. Ich konnte das Missverständnis zwar aufklären, aber nun will sie wegen Sandras und meiner Gehörlosigkeit sehen, ob wir uns ausreichend um unsere Kinder kümmern können-

-Wann kommt die blöde Kuh? -

-Ich hoffe um 10 Uhr. Vielleicht ist das gar nicht so schlecht. Sie macht ja auch nur ihren Job.

Immerhin musste die Arme morgens um 4.30 Uhr arbeiten, weil wir angeblich saufen und behindert sind-

In diesem Moment öffnete sich die Tür des Aufenthaltsraumes. Stefan trat mit rotverweinten Augen ein. Er hatte keinen Bock in der Lautsprache zu erzählen, jetzt musste er seine Muttersprache nehmen. Die Gebärdensprache. Er war als hörendes Kind gehörloser Eltern aufgewachsen. In Amerika nannte man Kinder gehörloser Eltern CODAs (Children of deaf adults). Er war zwar ein hörendes Kind, trotzdem war die erste Form der Kommunikation die Sprache der Hände, mit all ihren Feinheiten. Er entschuldigte sich bei seiner Kollegin Sarah, die er jetzt aus dem Gespräch ausschließen musste. Er würde es ihr später erklären.

„Meine Mutter wurde heute Morgen mit dem Rettungswagen ins Krankenhaus gefahren. Mein Vater fand sie morgens um 6.30 Uhr in der Küche. Sie muss einen Schlaganfall gehabt haben oder ähnliches. Sie lag sicherlich eine halbe Stunde auf dem Küchenboden. Er hatte oben Zähne geputzt und natürlich nichts gehört. Sie lag in einem Haufen von Scherben, das muss so laut gewesen sein."

„Stefan, das tut mir sehr leid. Wie geht es jetzt weiter? Wie geht es ihr?", fragte Ben sichtlich betroffen.

„Es geht ihr sehr schlecht, sie ist noch nicht ansprechbar."

„Und dein Vater?"

„Er macht sich Vorwürfe, weil er nicht hören kann. Er ist der Meinung, wenn er hätte hören können, dann würde es ihr jetzt nicht so schlecht gehen."

„Ja, das verstehe ich. Ich kenne das. Ich musste meine Tochter gestern fragen, was ein gruseliges Geräusch ist. Sie hatte Angst."

„Weißt du was noch schlimm ist? Die wollen die Dolmetscherkosten für meinen Vater nicht übernehmen."

„Warum das denn nicht?"

„Weil meine Mutter als eigentliche Patientin nicht ansprechbar ist und somit keinen Dolmetscher benötigt. Sie ist volljährig und mein Vater ist nicht der Patient. Er hat keinen Anspruch."

Ben blieb der Mund offenstehen, ihm fehlten die Worte. Gleichzeitig musste er über die Selbstvorwürfe von Stefans Vater nachdenken.

Was wäre gewesen, wenn er und seine Frau hätten hören können?

Ihm ging es ähnlich, er konnte als gehörloser Vater noch nicht einmal das Weinen seiner Kinder hören. Sie mussten immer erst zu ihm hinlaufen, damit er sehen konnte, dass ihnen die Tränen über die Wangen liefen.

„Stefan geh zu deinem Vater in die Klinik, du kannst ihn jetzt nicht hängen lassen. Du kannst doch eh keinen klaren Gedanken fassen. Sarah und ich schaffen das hier."

„Was ist eigentlich mit Dir passiert?"

Stefan hatte endlich auch Notiz von Bens Kopfverband genommen.

„Nicht weiter wild. Erzähle ich dir ein anderes Mal und nun verschwinde hier!"

Stefan nahm erst Sarah in den Arm, die geduldig wie das fünfte Rad am Wagen neben ihnen gestanden hatte und dann Ben. Ohne sich umzudrehen verließ er den Raum in die Ungewissheit über den Zustand seiner Mutter.

Das Handy von Ben vibrierte. Es war Renate, seine Stammdolmetscherin. Sie wunderte sich, warum das Büro leer war.

„Ich komme", war die kurze Antwort von Ben.

„Guten Morgen Ben, spielt Clara wieder Arzt zu Hause oder muss ich mir Sorgen machen?", war die Reaktion von Renate.

„Es kommt gleich eine Frau vom Jugendamt. Kurze Zusammenfassung für dich: Letzte Nacht weckte mich Clara, weil sie ein gruseliges Geräusch gehört hatte. Es war Stromausfall zu Hause und ich konnte nichts sehen. Ich laufe im Dunkeln wie ein Betrunkener und auf der Suche nach Feuer bin ich unten gegen die Tür gestoßen und mit dem Kopf gegen die untere Treppenstufe gestürzt. Ich war bewusstlos. Lina musste den Rettungswagen rufen. Die Sanitäter fragten, ob wir trinken als Eltern und Lina sagte ´ja´."

„Aber warum erzählt Lina denen, dass ihr trinkt?", fragte Renate erstaunt.

Sie kannte die Mädchen von Ben und Sandra.

„Weil sie Recht hat. Wir trinken jeden Tag Kaffee, Tee und Wasser. Wir Erwachsenen denken immer gleich an Alkohol, aber Kinder doch nicht."

Ben grinste ein wenig.

„Ok und die Sanitäter haben dann das Jugendamt eingeschaltet?"

Ben nickte wortlos.

„Es wird aber noch lustiger. Das Trinken konnten wir klären, aber unsere Behinderung als Eltern machte ihr Sorgen. Sie sorgt sich um das Wohl unserer Kinder, weil wir behindert sind."

Ben ärgerte sich eigentlich schon gar nicht mehr, aber Renate. Sie schlug vor Wut mit der flachen Hand erst auf den Tisch und ballte sie dann zur Faust. Es prickelte wie tausend Nadelstiche.

„Sind die total bescheuert?“, gebärdete Renate laut.

„Ja.“

Renate hatte sich binnen von Sekunden wieder beruhigt.

„Ok Ben, wir haben es mal wieder mit der Aufklärung einer hörenden Person zu tun, die bisher die besondere Menschengattung ´gehörlos´ noch nie kennenlernen durfte. Das schaffen wir Ben, dein Charme ist grenzenlos.“

„Ich sehe es in deinen Augen blitzen“, grinste Ben. “Wir machen das Renate.“

Just in diesem Moment klopfte es von außen an der Bürotür. Renate öffnete sie und begrüßte freundlich die Jugendamtsdame.

Ben gebärdete und Renate voicte die Bewegungen seiner Hände in die Lautsprache.

„Ich hoffe, Sie konnten noch einen Moment schlafen. Kann ich Ihnen einen Kaffee anbieten?“

Frau Hinrichsen sah zwischen der Dolmetscherin und Ben hin und her. Sie wirkte verunsichert, wen sie ansehen sollte. Renate kündigte lautsprachbegleitend an, dass sie kurz ihre Dolmetscherrolle verließe, um Frau Hinrichsen die Situation zu erklären. Ben nickte verständnisvoll und Renate wechselte in die Lautsprache.

„Liebe Frau Hinrichsen, ich bin Renate Harkson, die Gebärdensprachdolmetscherin von Herrn Glienke. Sie sollten den Blickkontakt zu ihm halten. Er redet mit Ihnen, ich leihe ihm lediglich meine Stimme. Alles, was sie fragen oder sagen möchten, sprechen Sie in Ihrem normalen Tempo und ich übersetze es simultan in die Gebärdensprache. In diesem Moment wird Herr Glienke mich ansehen. Das ist kein Zeichen von Unhöflichkeit, sondern der Tatsache geschuldet, dass er sehen muss, was ich in die Gebärdensprache übersetze. Viele Menschen irritiert das am Anfang, seien Sie deshalb unbesorgt."

„Vielen Dank für Ihre Erklärung. Ich hatte wirklich noch nie eine Situation wie diese.

Ich werde mich bemühen", erklärte Frau Hinrichsen ein wenig devot.

Renate steckte bereits wieder in ihrer Dolmetscherrolle und ließ ihre Hände durch die Luft gleiten.

„Ihr Angebot mit einem Kaffee möchte ich gerne annehmen", sagte Frau Hinrichsen und sah bei ihrer Bitte brav Herrn Glienke an, obwohl dieser zu seiner Dolmetscherin blickte.

„Sehr gerne, ich hole Ihnen einen Kaffee. Trinken Sie mit Milch oder Zucker?“

Jetzt hielt der Kommissar den Blickkontakt zu Frau Hinrichsen und nicht zu der Dolmetscherin.

„Mit einem kleinen Schuss Milch gerne“, antwortete sie nachdenklich.

Macht irgendwie Sinn, schoss es der Mitarbeiterin des Jugendamtes durch den Kopf. Sie war fasziniert, wie schnell und ausformuliert ein gehörloser Mensch sich mitteilen konnte.

Ben ergriff das Wort: „Frau Hinrichsen, erst einmal möchte ich mich bei Ihnen entschuldigen. Unseretwegen mussten Sie in aller Frühe aufstehen. Wenn ich Sie richtig verstanden habe, bekamen Sie eine Meldung vom Rettungsdienst, weil meine Tochter sagte, dass wir trinken.“

„Ja, das ist richtig. Es klang so, als seien beide Eltern alkoholisiert. Der Vater war wahrscheinlich wegen Trunkenheit die Treppe hinuntergestürzt und hat sich dabei den Kopf aufgeschlagen. Die Mutter liege, nach den Aussagen der Kinder noch schlafend im Bett“, führte Frau Hinrichsen ihre Sicht aus.

„Gut. Selbstverständlich müssen Sie dann ausrücken und nach dem Wohle der Kinder sehen. Wissen Sie, was ich aber nicht verstanden habe?“

„Nein.“

„Nachdem wir das Missverständnis über trinken und trinken…“

Frau Hinrichsen unterbrach: „Die Gebärden sind ja unterschiedlich, wenn ich mich eben nicht verguckt habe. Unterscheidet man trinken normal und trinken von Alkohol in der Gebärdensprache?“

„Ja, zumindest dann, wenn man trinken als Alkoholmissbrauch ausdrücken möchte, also saufen.“

„Das ist spannend“, fügte sie beiläufig hinzu.

„Ja.“

Kurze Pause.

„Warum machen Sie sich Sorgen um das Wohl unserer Kinder?“

„Was wäre denn passiert, wenn eines Ihrer Kinder die Treppe nachts hinuntergestürzt wäre. Das würden Sie nicht mitbekommen, weil sie nicht hören können“, bemerkte Frau Hinrichsen.

„Ja, Sie haben Recht. In unserem Fall haben wir das große Glück zwei hörende Kinder zu haben. Dass beide sich gleichzeitig die Treppe hinunterstürzen, ist eher unwahrscheinlich. Heute früh ist unsere Große auch aufgewacht von dem Knall, den mein Kopf beim Aufschlagen verursachte. Es war aber keines meiner Kinder, sondern ich selbst. Wo ist jetzt das Problem?"

„Fahren Sie eigentlich Auto?", fragte die Mitarbeiterin des Jugendamtes.

„Ja, ich habe sowohl einen Führerschein als auch ein Auto. Warum fragen Sie das?", wollte Ben wissen.

„Sie hören nicht, wenn eine Feuerwehr oder ein Krankenwagen von hinten kommt. Das ist gefährlich. Man kann Ihre Kinder doch nicht mit gutem Gewissen mit Ihnen zusammen Autofahren lassen." Frau Hinrichsen unterstütze ihre Sorge mimisch mit einem Kopfschütteln.

„Liebe Frau Hinrichsen, wissen Sie eigentlich wie viele hörende Autofahrer weniger wahrnehmen als ich, weil sie das Radio bis zum Anschlag aufgedreht haben? Und während die in diesem Moment für das Martinshorn ebenso gehörlos sind, kann ich wenigstens schneller das Blaulicht sehen. Es gibt aus vielen Ländern zahlreiche wissenschaftliche Untersuchungen, die belegen, dass gehörlose Menschen ein weiteres Sichtfeld haben und schneller Gefahrensignale sehen, als hörende Personen. Gibt es noch mehr Sorgen?"

„Als Ihre Kinder noch Babys waren,…“

Frau Hinrichsen wurde von Ben unterbrochen.

„Was wollen Sie eigentlich? Unsere beiden Mädchen haben ihr Säuglingsalter sehr gut überlebt oder nicht?“

„Ja, aber wie haben Sie denn das Schreien nachts gehört?“

„Wir haben es gesehen Frau Hinrichsen. Es gibt nämlich einen Babyalarm mit Lichtsignal.“

Ben wurde langsam wütend. Es klopfte energisch an der Tür. Frau Hinrichsen zuckte zusammen und Ben wusste schon bevor Renate das Türklopfen gebärdete, dass jemand hereinkommen würde. Sarah lugte durch einen Türspalt.

„Ich muss leider stören, die Arbeit ruft.“

„Kein Problem Sarah, wir sind hier auch fertig oder nicht?“ Ben sah sein Gegenüber durchdringend an.

„Naja eigentlich nicht, aber wenn es noch Unsicherheiten gibt, melde ich mich Herr Glienke.“

Frau Hinrichsen fühlte sich überrumpelt, verließ jedoch umgehend das Büro und Präsidium.

„Sarah du bist super, ich war kurz davor zu platzen“, bedankte sich Ben.

„Ben, es gab wirklich einen Anruf. Es wurde eine männliche Leiche in einem Waldstück bei Schleswig gefunden."

„Schleswig? Kenne ich nur von der Gehörlosenschule. Was haben wir damit zu tun? Das liegt ja fast in Dänemark und wir sind hier in Essen", wunderte sich der gehörlose Kommissar.

„Die faselten etwas von einem Bogensportverein, in dessen Parcours die Leiche gefunden wurde und fragten, ob du Amtshilfe leisten würdest", fügte Sarah schulterzuckend hinzu.

„Ok, erklärt aber immer noch nicht den Grund, warum Schleswig bei uns in Essen anruft und ausgerechnet ich dort Amtshilfe leisten soll."

„Am besten rufst du mit Renate zurück", schlug Sarah vor.

Ben wählte die Telefonnummer aus Norddeutschland und übergab den Hörer an seine Dolmetscherin. Nach dem zweiten Klingeln wurde am anderen Ende abgehoben.

„Polizeiinspektion Schleswig, Schröder am Apparat. Moin."

„Guten Tag, hier spricht Ben Glienke. Ich rufe mit einer Telefondolmetscherin an, da ich selbst gehörlos bin. Die Dolmetscherin wird das Telefonat simultan übersetzen und unterliegt der Schweigepflicht."

„Herr Glienke, vielen Dank für den schnellen Rückruf. Folgendes: In einem nahegelegenen Parcours eines Bogensportvereins wurde eine männliche Leiche gefunden. Jetzt fragen Sie sich wahrscheinlich, warum wir ausgerechnet Sie um Amtshilfe bitten."

„Ja, das frage ich mich wirklich", unterbrach Ben kurzerhand.

„Lassen Sie es mich erklären. Dieser Verein hat schon seit einiger Zeit Bogenschützen mit Behinderungen, wovon einige gehörlos sind. Wir müssen alle Schützen, die um den Todeszeitpunkt im Parcours waren, befragen.

Es gibt ein Schießbuch, in das sich jeder eintragen muss, der den Parcours benutzt. Sechs Schützen, die sich um den möglichen Todeszeitpunkt in diesem Waldstück aufhielten, sind gehörlos. Wir bekommen nicht genügend Dolmetscher. Es gibt anscheinend zu wenig Gebärdensprachdolmetscher, zumindest stellt sich die Bestellung als Problem dar. Ist es möglich, dass Sie für einzwei Tage zu uns nach Schleswig kommen und die Zeugenbefragung für uns übernehmen?"

Ben wusste im ersten Moment nicht, wie er reagieren sollte.

„Lassen Sie mich kurz Rücksprache mit meiner Dienststellenleitung und meinen Kollegen halten. Ich melde mich so schnell es geht", ließ Ben durch Renate verlauten.

Fünfundvierzig Minuten später konnte Ben seinen Schleswiger Kollegen zusagen.

Einer der Korrekturleser verriet, dass eine Amtshilfe in dieser Form unüblich und wahrscheinlich nicht durchführbar wäre. Kurz überlegte ich als Autorin, ob ich recherchieren sollte. Ich entschied mich dagegen, nicht aus Faulheit, sondern aus dem Grund, dass es mein Buch ist. Und in meinen Büchern geht das so einfach.

Clara und Lina waren sehr stolz auf ihren Vater. Ein Morddezernat aus dem hohen Norden hatte angerufen. Sie waren auf die Hilfe ihres behinderten Vaters angewiesen, weil die schwermehrfachnormalen nichtbehinderten Leute plötzlich an eine Barriere stießen.

Am nächsten Morgen stieg Ben in den Zug Richtung Norden.

6

Gisela musste an damals denken, als sie und Juliane in diesem Keller eingesperrt waren. Ihre blinde Begleiterin war diejenige, die den kühlen Kopf bewahrte, während sie vor Angst ohnmächtig geworden war.

Juliane hatte die bewusstlose Gisela so vor die Tür geschoben, dass die Beine ihrer ohnmächtigen Freundin das Öffnen erschwerten. Wenn sie sich richtig erinnerte, war es eine rechtsangeschlagene Tür. Sie positionierte ihre Freundin so, dass sich die Tür ungefähr zehn Zentimeter öffnen ließ. Man würde nur ihre Beine sehen. Sich selbst legte sich entgegengesetzt und drehte sich so auf die Seite, dass man ihren Rücken und Hinterkopf sah. Ihren ausgeklappten Blindenstock dicht an ihren Körper gedrängt, verharrte sie wie eine Schlange kurz vor dem Schnappen ihrer Beute.

Dann hörte sie Schritte. Es schien nur eine Person zu sein, wenn sie sich nicht täuschte. Sie drehte ihr Gesicht in die Richtung, in der sie die gehörlose junge Frau vermutete. Sie hob ihren Zeigefinger an ihre Lippen und hoffte darauf, dass sie es sehen würde.

Langsam öffnete sich knarrend die Tür. Juliane spürte einen leichten Ruck von hinten.

Ihr lief es eiskalt über den Rücken vor Angst, aber sie hatte nichts zu verlieren.

Die Tür wurde langsam weiter aufgeschoben.

„Was ist hier denn passiert?“, hörte sie eine leise Stimme sagen.

Es war die Stimme des Cellospielers.

„Scheiße!“, fluchte er.

Dann schien er sich zunächst zu Gisela hinunter zu knien. Kurze Zeit später stieg er über ihre Freundin und hockte sich direkt vor sie. Juliane stellte sich ohnmächtig. Gerade in dem Moment, als er ihren Puls am Hals kontrollieren wollte, zog sie zwei Elemente ihres Blindenstocks auseinander. Sie waren verbunden mit einem starken Gummiband, das sich im Stock selbst befand. An seinem Atem konnte sie spüren, wo sich sein Gesicht befand. In Sekundenschnelle legte sie ihm das Gummi um den Hals, sprang hinter ihn und drehte zu. Sie hörte, wie er zu röcheln anfing. Er begann sich zu wehren, versuchte aufzustehen und sie abzuschütteln, aber Juliane hatte sich förmlich festgekrallt. Sie hing wie ein Klammeraffe auf dem Rücken des Mannes, immer noch die beiden Blindenstockelemente fest im Griff, die das sie verbindende Gummiband dadurch immer enger zog.

Er versuchte sie über den Rücken zu werfen, in dem er sich ruckartig nach vorne beugte, aber Juliane hatte ihre Beine fest um seinen Bauch geschlungen. Sie haute ihre Hacken in seine Weichteile. Immer und immer wieder. Nach jahrelanger Reittherapie wusste sie, wie man sich auf einem wilden Pferd hielt, dagegen war dieser Mann harmlos. Er krümmte sich vor Schmerzen und ging mit ihr auf dem Rücken zu Boden. Sie verharrte so lange an ihm, bis sein Körper weich wurde und jegliche Anspannung verlor. Auch dann wartete sie eine gefühlte Ewigkeit ab, bis sie nach ihrer Freundin rief.

„Gisela! Gisela! Jetzt wach endlich auf und hilf mir. Warum fällt diese blöde Kuh auch in Ohnmacht, nur weil wir eingesperrt werden", ärgerte sie sich.

„Ich bin keine blöde Kuh", kam es trocken von der Seite. „Ich habe nur ein kleines Nickerchen gemacht."

„Naja, ist ja auch sehr gemütlich hier. Ich verstehe das, dass du ne Runde wegnickst, wir haben ja irgendwie Urlaub."

Juliane musste plötzlich lachen.

„Schau doch mal, dem Cellospieler geht es wie mir, der ist auch aus Versehen eingeschlafen", witzelte Gisela, die jetzt hellwach war.

„Dann bist du ja jetzt topfit und kannst uns hier ganz schnell wieder rausbringen“, entgegnete Juliane ungeduldig.

Ohne zu überlegen schnappte sich Gisela die Hand ihrer blinden Freundin und rannte den Flur Richtung Treppe entlang. Vorsichtig gingen sie die Stufen nach oben, als sie plötzlich Schritte vernahmen. Sie schienen von der Tür zu kommen, die in die Halle führen musste.

„Komm schnell Juliane, wir stellen uns genau hinter die Tür.“

Die beiden Frauen drückten sich eng an die Wand. Die Tür wurde geöffnet und zwei Personen kamen hindurch. Gisela und Juliane hielten die Luft an. So verharrten sie einen Moment, bis die beiden Personen unten an der Treppe angekommen waren. Wortlos huschten die beiden durch einen kleinen Türspalt nach draußen in die Halle, in der kurz zuvor das Konzert stattgefunden hatte. Es war niemand mehr zu sehen. Nun rannten sie so schnell es ging Richtung Ausgang und hofften, dass die Tür nach draußen nicht verschlossen war.

Gisela probierte sie zu öffnen, aber es ging nicht. Die Tür war versperrt. Sie rüttelte ein weiteres Mal, vergeblich.

Juliane flüsterte: "Sie kommen zurück, wir müssen hier so schnell wie möglich weg."

„Komm, da ist eine Nebentür", reagierte Gisela blitzschnell.

Zum Glück war diese nicht verschlossen. Lautlos schlüpften sie in den Nebenraum und stellten sich mit dem Rücken zur Wand wieder direkt hinter die Tür. Es waren leise Schritte zu hören, die sich näherten. Gisela konnte ihren eigenen Herzschlag so laut wahrnehmen, dass sie Angst hatte, man könnte den noch durch die verschlossene Tür hören. Dabei fiel ihr wieder ein, dass zwei der Männer gehörlos waren, wenn sie sich nicht getäuscht hatte. Der Cellist schlief unten, also würde der Herzschlag sie nicht verraten, zumindest nicht, wenn es sich um die gehörlosen Männer handelte.

Nach einer gefühlten Ewigkeit ergriff Gisela das Wort: „Juliane, der Raum hat ein Fenster. Ich möchte gucken, ob es sich öffnen lässt. Das erscheint mir sicherer als die Haupteingangstür."

„Ok, sieh nach. Ich bleibe hier an der Wand hinter der Tür."

Gisela schritt auf leisen Sohlen Richtung Fenster und suchte einen Griff. Plötzlich tauchte direkt vor der Glasscheibe eine dunkle Gestalt auf.

Gisela duckte sich und flüsterte: „Schnell runter! Da steht jemand am Fenster.“

Sofort glitt Juliane wie eine Schlange auf den Boden. Es stockte ihnen der Atem. Zehn Minuten lang regten sie sich nicht.

„Juliane?“, flüsterte Gisela.

„Ja, was?“

„Siehst du was?“

„Ne, nichts.“

„Gut, dann lass uns schnell hier weg“, sagte Gisela.

„Stopp, Madame“, erwiderte Juliane.

„Warum?“

„Ich sehe immer nichts. Ich bin blind, falls du das vergessen haben solltest.“

„Ach scheiße, stimmt ja“, fluchte Gisela. „Ich gucke dann lieber selber nach.“

„Gute Idee, finde ich“, erwiderte Juliane.

Vorsichtig lugte Gisela aus dem Fenster. Sie konnte keinerlei Bewegungen erkennen und wagte einen Versuch. Sie drehte vorsichtig den Griff, er ließ sich bewegen. Sie öffnete das Fenster nur einen winzigen Spaltbreit.

„Juliane, ich komme jetzt wieder zu Dir. Ich habe das Fenster nur einen klitzekleinen Spalt geöffnet und wir versuchen da gleich hinauszuklettern, verstanden?“

„Roger 007“, war die Antwort.

„Wenn wir das hier gut überleben Juliane, dann werde ich mich nie wieder über eine kalte Dusche und zu weich gekochte Nudeln beschweren.“

„Ok und ich werde mich nie wieder aufregen, wenn ich mit meinem Blindenstock ein Hindernis unterlaufe und mir dann auf Kopfhöhe eine Beule zuziehe und ich werde endlich Wilhelm Tell nachspielen, die Rolle hatte man mir damals in der Schule verwehrt, nur weil ich nicht so gut gucken konnte.“

„Welchen Blindenstock meinst du? Wo ist der eigentlich?“

„Den hat der Cellospieler zum Einschlafen geliehen, ich habe noch einen Ersatzstock mit.“

Sie waren damals wie ein Wunder heil aus dieser Geschichte rausgekommen. Es hatte die beiden Frauen zusammengeschweißt. Über den Mann mit dem Cello sprachen sie nie wieder ein Wort.

Gisela und Juliane wurden richtige Freunde. Sie verstanden sich im wahrsten Sinne des Wortes blind. Gisela genoss den Humor dieser behinderten Frau, die mit ihrem Sarkasmus alle Unsicherheiten und Fettnäpfchen anderen Mitmenschen zu einer lustigen Situation drehen konnte.

Juliane befasste sich nach ihren Erfahrungen in Kambodscha intensiver mit dem Thema Brustkrebs. Sie absolvierte neben ihrem Studium ein Praktikum in der gynäkologischen Abteilung des Krankenhauses. Sie lernte winzige Knötchen bei Frauen zu ertasten und arbeitete nach ihrem Studium als Assistentin in einer Frauenarztpraxis.

Gisela und Juliane lebten beide in Norddeutschland und begannen ein gemeinsames, ungewöhnliches Hobby.

7

Zwei Streifenwagen der Polizei und ein Wagen in Zivil trafen innerhalb von zehn Minuten an der Hauptstraße ein. Helene hatte sich direkt an die Straße gestellt, um den Polizisten den richtigen Einstieg in den Parcours zu zeigen. Egon unterhielt sich währenddessen aufgeregt mit dem Schützen mit Hund.

Als die Polzisten ausstiegen, stellte Helene sich kurz vor.

„Hallo, ich heiße Helene Petersen und habe Sie angerufen. Kommen Sie schnell“, sagte sie und schon rannte Helene voraus.

„Warten Sie doch einen kurzen Moment bis der Kollege von der Kripo auch ausgestiegen ist. Wer sind denn die beiden Herren dort?“

„Das sind Egon und Walter“, erklärte Helene, während sie zurückkam.

„Gut und warum denken Sie, dass die aufgefundene Person tot ist und nicht schwerverletzt?“

„Egon und ich glauben, dass die Person tot ist, weil sie einen Pfeil im Hals stecken hat und sehr tot aussieht“, antwortete sie wahrheitsgemäß.

Im gleichen Moment hörte man das Martinshorn des Rettungswagens.

„Den könnt ihr nach Hause schicken“, sagte Helene trocken.

Der Polizist drehte sich zu seinem Kollegen im Streifenwagen um und rief: „Dann ruf bitte gleich die Spurensicherung, es scheint ernst zu sein.“

Er wandte sich an seinen Kollegen von der Kripo: “Schröder, am besten lässt du dir die Stelle zeigen, wir nehmen hier erstmal alle üblichen Verdächtigen in Empfang.“

„Jo, gute Idee“, murmelte der Kommissar.

Helene zögerte nicht lange und lief erneut vorweg. Sie bahnten sich einen Weg durch das Gestrüpp, weil es schneller ging, als den offiziellen Weg zu nehmen. Unterwegs stellte Schröder bereits einige Fragen.

„Wer hat die Person gefunden?“

„Ich und Egon, ich meine Egon und ich. Wir waren zusammen im Parcours Bogenschießen, als ich plötzlich hinter einem Ziel jemanden liegen sah.“

„Befinden sich jetzt noch weitere Schützen in diesem Waldstück?“

„Als ich mich in das Schießbuch eingetragen hatte, stand niemand drin. Egon habe ich erst unterwegs getroffen. Wir sind dann gemeinsam weiter und Walter, der mit dem Hund, der kam gerade eben erst an. Es kann aber sein, dass zwischenzeitlich noch Mitglieder zum Schießen gekommen sind. Sollen wir doch erst beim Einschießplatz vorbei und nachsehen?“

„Ja, das ist mir lieber, nicht dass wir von jemandem die Pfeile um die Ohren geschossen bekommen“, antwortete Herr Schröder.

Helene änderte daraufhin ihre Richtung. Kurz darauf erreichten sie einen Platz, an dem mehrere Scheiben und Tierattrappen aufgestellt waren.

„Hier startet jeder Schütze“, erklärte Helene. „Da hinten sehen Sie einen Mast mit einer kleinen gelben Fahne. Wenn die gehisst ist, befindet sich jemand im Parcours. Zusätzlich muss sich jeder, der hier hineingeht, in ein Buch eintragen. Das befindet sich hier in diesem blauen Briefkasten.“

„Können Sie mir das Buch bitte zeigen?“, fragte Schröder.

„Ja klar, kommen Sie.“

Helene fummelt mit den Fingern durch den Briefschlitz, bis sie einen Schlüssel, der an einem Band befestigt war, herauszog.

Mit dem Schlüssel öffnete sie den Briefkasten. Sie übergab dem Kripobeamten das Buch.

„Befindet sich der Schlüssel immer hier?“, wollte Herr Schröder wissen.

„Ja.“

„Also ist das Buch für jeden zugänglich, der weiß, wo es sich befindet?“, versicherte er sich.

„Ja, lassen Sie mich kurz nachsehen, ob in der Zwischenzeit noch ein Schütze gekommen ist.“

Helene wollte nach dem Buch greifen, aber Herr Schröder bremste sie.

„Warten Sie bitte“; bat er, zog sich Gummihandschuhe an und blätterte vorsichtig darin.

„Jeder Schütze trägt sich mit dem Datum, seinem Namen und der Uhrzeit ein, wann er in den Parcours geht. Wenn man fertig ist, trägt man sich wieder aus. Sehen Sie, hier stehe ich mit dem heutigen Tag. Danach kam Egon Zimmerer. Wir sind bis jetzt die Einzigen. Walter war erst auf dem Weg hierher, den hatten wir oben abgefangen. Er war derjenige, der mir das Telefon geliehen hatte, um die Polizei zu rufen.“

„Gut, das Buch nehme ich in Beschlag. Jetzt zeigen Sie mir schnell den Fundort der getöteten Person.“

„Gut, oder eher nicht gut. Folgen Sie mir einfach“, sagte Helene.

„Wie viele Ziele gibt es hier?“

„Normalerweise hat ein Parcours achtundzwanzig Ziele, aber im Prinzip ist es jedem Verein freigestellt, wie viele sie aufstellen“; erklärte Helene.

„Achtung! Bleiben Sie ruhig stehen, keine Bewegung“, flüsterte der Beamte und hielt Helene am Arm fest.

Helene erstarrte förmlich und tat, wie man ihr befahl.

Einen kurzen Moment später stupste sie Herrn Schröder sachte an und fragte leise: “Was ist denn passiert?“

„Sehen Sie dort hinten zwischen den Bäumen. Da steht ein Keiler, nicht bewegen, vielleicht zieht er wieder von dannen und bemerkt uns nicht.“

Mit einem Zeigefinger auf seinen Lippen deutete er mit einer Kopfbewegung und seinen Augen in Richtung Wald.

„Stimmt, wir müssen sehr leise sein.“

Innerlich zerriss es Helene vor Lachen. Das war eine Attrappe, ein gestelltes Ziel. Die Tiere sahen aus der Ferne täuschend echt aus. Sie beschloss den Kommissaren noch etwas zappeln zu lassen.

Eine gefühlte Ewigkeit später ergriff Helene das Wort, klemmte sich den zur Salzsäule erstarrten Herrn Schröder unter den Arm und ging los.

„Das ist nur das Ziel Nummer vier. Der Keiler greift uns nicht an, keine Sorge“, lächelte sie amüsiert und klopfte ihm freundschaftlich auf die Schulter.

„Oh Mann, hätten Sie das nicht gleich sagen können? Ich habe mich zu Tode erschreckt.“

„Ach, ein bisschen Spaß muss sein.“

„Na Sie haben ja Humor. Sie erwecken nicht den Eindruck, dass Ihnen so ein Toter etwas ausmachen würde“, blaffte er ein wenig beleidigt zurück.

„Entschuldigung, so war es nicht gemeint. Sie haben Recht, das war gemein von mir.“

Helene musste sich trotzdem das Lachen verkneifen.

„Wenn das ein Verein ist, gibt es auch einen Vorstand. Mit dem müssen wir uns in Verbindung setzen. Wer ist das?“

„Ich bin heute das erste Mal seit vier Jahren wieder hier. Ich kann Ihnen gar nicht sagen, wer der jetzige Vorsitzende ist. Egon oder Walter wissen das sicherlich“, mutmaßte Helene.

Während sie weiter quer Feld ein liefen, erkundigte sich Herr Schröder, warum Helene so eine lange Pause eingelegt hatte.

„Ich bin operiert worden und habe eine Scheidung hinter mir. Ich brauchte einige Zeit, um mich aus diesem Loch herauszuziehen. Mein Mann und ich waren früher zusammen im Wald zum Bogenschießen."

„Sie haben aber nicht zufällig Ihren Exmann erlegt?", fragte er sarkastisch.

Helene musterte den Polizisten. Meinte er das jetzt ernst? Gedanklich hatte sie ihren Exmann unzählige Male mit Pfeil und Bogen erschossen, aber das verschwieg sie jetzt lieber.

„Ich weiß gar nicht, ob er noch aktiver Schütze ist, er hatte sich damals ein anderes Hobby gesucht."

„Welches denn?", interessierte sich Herr Schröder.

„Motorradfahren", kam kurz und knapp. „So, da vorne ist die Stelle."

Helene zeigte auf eine Reihe von Tannen. Mit einer Handbewegung gab Schröder Helene zu verstehen, dass sie hier stehen bleiben sollte. Er sah sich um und ging auf die Person zu, die am Boden lag.

Kurz darauf funkte er seinen Kollegen an: „Bitte verständigt die Rechtsmedizin, den Rettungsdienst könnt ihr nach Hause schicken."

Er dreht sich zu Helene um und sagte: "Ich denke Sie lagen mit Ihrer Vermutung richtig. Sieht ziemlich tot aus. Bitte bleiben Sie fern, wir müssen jetzt den Tatort absperren und auf die Kollegen der Rechtsmedizin und Spurensicherung warten."

Schon zog er ein rot-weißes Flatterband aus der Tasche und begann um den Fundort herum einzelne Bänder als Markierungen aufzuhängen. Helene hatte sich keinen Zentimeter von der Stelle bewegt und beobachtete den Kripobeamten bei seiner Tätigkeit.

„Herr Schröder, darf ich etwas anmerken?"

„Selbstverständlich dürfen Sie das. Was gibt es?", fragte er neugierig.

„Wenn ich mich nicht verguckt habe, steckte doch ein Pfeil im Hals des Menschen oder nicht?"

„Ja, so sieht es aus. Warum?"

„Dann hilft es nicht, wenn Sie nur um die Leiche absperren. Der Schütze kann ja überall gestanden haben."

„Da gebe ich Ihnen Recht, aber irgendwo muss ich ja anfangen. Wenn wir wissen aus welcher

Richtung der Pfeil kam, dann können wir uns mit den Spuren des oder der Täterin immer noch beschäftigen. Wie schnell ist eigentlich ein Pfeil?"

„Hängt davon ab, wieviel Pfund Sie ziehen und welche Art von Bogen Sie schießen", erklärte Helene.

„Ok, aber ich habe überhaupt keine Ahnung. Sind es 80 oder 100 km/h oder noch mehr?"

„Ich habe zum Beispiel einen selbstgebauten Bogen aus Esche, der bei meiner Auszugslänge von 26 Zoll eine Zugsstärke von 35 lbs hat. Meine Pfeile haben vielleicht eine Geschwindigkeit von 190 km/h. Aber genau wissen tue ich es nicht. Nehme Sie einen Compoundbogen, dann dürften es über 300 km/h sein", erläuterte sie weiter.

„Über 300 km/h?"

Herr Schröder war sichtlich beeindruckt.

„Ja in Dänemark darf man mit dieser Art von Bogen sogar auf die Jagd gehen. Man muss allerdings über einen Jagdschein verfügen und eine spezielle Prüfung ablegen."

„Na, Sie kennen sich ja gut aus damit. Sicher, dass es sich nicht doch um Ihren Exmann handelt?"

„Meinen Sie das jetzt wirklich? Sonst rede ich gleich kein Wort mehr mit Ihnen und nehme mir sofort einen Anwalt“, wurde Helene vorsichtiger.

„Nein, entschuldigen Sie. Das mit Ihrem Exmann war jetzt ein Scherz, aber in den meisten Fällen haben Täter und Opfer eine gemeinsame Geschichte.“

„Ich finde das aber nicht besonders lustig“, erwiderte Helene.

Was war das eigentlich für ein merkwürdiger Tag. Erst hatte sie das Gefühl, dass sie jemand erschießen wollte, dann lernte sie Egon kennen und nun hatten sie eine Leiche. Dabei wollte sie nur Bogenschießen gehen.

In der Ferne hörten sie Leute.

„Da kommen die Kollegen schon.“

Herr Schröder rief laut: “Hier sind wir!“

Er winkte mit beiden Armen. Egon führte den Trupp an. Er kannte den Weg zum Fundort ja ebenfalls.

Als sie angekommen waren, fragte Helene: „Egon, weißt du wer den ersten Vorsitz bei uns im Verein zurzeit macht?“

„Ja, das ist Christian Sengler. Er hat den Vorsitz vor zwei Jahren übernommen. Ich frage Walter, der hat ein Handy dabei und bestimmt seine Telefonnummer eingespeichert."

„Das wäre nett von Ihnen", sagte ein Polizist, der mit den Kollegen von der Spurensicherung eingetroffen war.

„Wie war Ihr Name gleich noch?", mischte Schröder sich ein.

„Ich?"

„Ja, Sie."

„Ich bin Egon Zimmerer."

„Wären Sie so freundlich zu erzählen, wie sich alles zugetragen hat? Anschließend möchte ich das Schießbuch durchgehen und fragen, wen Sie alles kennen."

„Wie bitte?", hakte Egon nach.

Schröder wiederholte: „Ich möchte mit Ihnen das Schießbuch durchgehen, um zu gucken, wen Sie alles kennen."

„Herr Schröder, er hört nicht mehr so gut", erklärte Helene unauffällig.

„Aha, wer könnte mir dann behilflich sein?"

„Egon kann Ihnen behilflich sein. Sie brauchen nur etwas Geduld, sollten ihn beim Sprechen ansehen und Ihre Befragung in einer ruhigeren Umgebung fortführen. Dann klappt das sicherlich sehr gut."

„Mhh."

„Ich habe Sie leider nicht verstanden Herr Polizist. Wie kann ich Ihnen weiterhelfen?"; fragte Egon nochmal nach.

Herr Schröder ging einige Schritte auf Egon zu und schaute ihn freundlich an.

Mit klarer, deutlicher Stimme fragte er erneut: "Können Sie sich mit mir das Schießbuch ansehen und mir erzählen, was heute passiert ist?"

Dabei hielt er das Buch so in die Höhe, dass Herr Zimmerer es sehen konnte.

„Ja, sehr gerne. Ich bin schon lange Mitglied in diesem Verein."

Dabei zwinkerte er Helene zu. Er wusste, dass sie dem Beamten das mit seiner Schwerhörigkeit gesteckt hatte. Er war ja nicht doof.

„Wir können uns gerne auf der Wache weiter unterhalten. Hier müssen die Kollegen erstmal ihre Arbeit machen", erklärte Herr Schröder.

„Wache, ja, ja wir können auf die Wache gehen", antwortete der ältere Herr und beobachtete die Mimik des Beamten, ob seine Antwort passend war.

Er konnte nichts erkennen, was nach Irritationen aussah. Helene winkte ihm freundlich zu und freute sich, dass Herr Schröder bei Egon blieb und nicht nach Walter oder ihrer Hilfe gefragt hatte, nur weil es bequemer war. Die beiden verabschiedeten sich und liefen aus dem Parcours.

Auf dem Revier wurden zunächst die Personalien von Egon aufgenommen. Dann wurde er befragt, wie sich der Fund der toten Person ereignet hatte. Der alte Mann erklärte wahrheitsgemäß den Ablauf seines Zusammentreffens mit Helene.

Er ließ es nicht unerwähnt, dass er sie um ein Haar mit einem Pfeil getroffen hatte.

Als er gefragt wurde, warum es keine Sicherheitsvorkehrungen gab, damit so etwas nicht passierte, erwiderte er trocken: „Wissen Sie Herr Schröder, wenn ich nicht so stur wäre und akzeptieren könnte, dass ich nicht mehr gut hören und sehen kann, dann hätte ich meine Einzelschießberechtigung schon lange abgegeben. Das werde ich jetzt auch tun. Wenn ich nicht mehr sehen kann, dass hinter dem Ziel jemand nach einem Pfeil sucht, bin ich eine Gefahr für andere.“

Herr Schröder lauschte gebannt den Worten des alten Mannes.

„Entschuldigen Sie jetzt meine direkte Frage, aber könnte es nicht sein, dass Sie aus Versehen die aufgefundene Person im Parcours erschossen haben?“

Herr Schröder beobachtete sein Gegenüber aufmerksam.

„Das war das erste, was mir durch den Kopf schoss, als Helene aufschrie, dass dort jemand liegt. Immerhin hätte ich sie auch fast erwischt. Aber es ist keiner meiner Pfeile.“

„Hat jeder Schütze seine eigenen Pfeile?“

„Ja und die müssen auch gekennzeichnet sein. Die meisten nehmen die Kürzel ihres Namens“, erklärte Egon. „Es ist sogar in unserem Verein eine Vorschrift.“

„Interessant, dann bin ich gespannt, ob der Pfeil im Hals des Opfers mit Namen versehen ist. Das wäre ja dann einfach“, frotzelte der Kripobeamte.

„Glauben Sie denn, dass es sich um einen Unfall oder einen Mord handelt?“

„Ich glaube nicht, ich sehe mir die Fakten an“, war die kurze Antwort. „Und Fakten haben wir noch nicht. Ich möchte jetzt einen Blick in das Buch werfen?“

„Das Buch?“, versicherte sich Egon.

Der Beamte hatte während des Gespräches das Buch kopieren lassen, damit er es der Forensik übergeben konnte.

Anhand der Kopien erklärte Egon, wie sich jeder Schütze einzutragen hatte und wen er kannte und wen nicht. Zunächst bewegten sie sich in dem Zeitraum der letzten zwei Tage. Der Todeszeitpunkt war noch nicht festgestellt worden, um es näher einzugrenzen.

„Sehen Sie hier, das sind unsere gehörlosen Schützen. Wir haben bestimmt zehn Mitglieder, die nicht hören können. Zu unserer Jahreshauptversammlung sind immer zwei Dolmetscher anwesend, die alles übersetzen. Vielleicht sollte ich die Sprache auch langsam mal lernen“, fügte Egon nachdenklich hinzu.

Das Telefon des Beamten läutete und er hob, nach einer entschuldigenden Geste, den Hörer ab.

„Schröder hier, was gibt's? Ok, gut ich gucke nach, wer sich zu diesem Zeitpunkt eingetragen hat. Alles klar, danke.“

Gleichzeitig schrieb er einen Namen auf ein Blatt Papier und schob ihn zu Egon Zimmerer herüber.

„Kennen Sie den?“

„Theo Knaack, ja den kenne ich“, antwortete Egon erstaunt.

„Warum haben Sie ihn vorhin nicht erkannt?“, wollte der Beamte wissen.

„Naja, ich sehe auch nicht mehr so gut, wahrscheinlich deswegen.“

Entschuldigend blicke der ältere Herr sein Gegenüber an.

„Aber, dass es sich nicht um Ihren Pfeil handelt, konnten Sie sofort erkennen. Finden Sie das nicht merkwürdig?“

„Nein, ich habe mir extra ein knalliges Orange als Nocke ausgesucht, damit ich meine Pfeile besser finden kann. Und der im Hals von Theo hatte keine orangene Nocke.“

„Ok. Was war er für ein Mensch?“

„Theo war ein Einzelgänger. Eher still und zurückgezogen. Der ist vor zwei Jahren zu uns in den Verein gekommen. Aber keiner weiß so richtig was über ihn“, sagte Egon und dachte lange nach. „Trotzdem schlimm, dass er plötzlich tot ist.“

„Gab es jemanden, der ihn nicht mochte? Oder existierten im Verein Streitigkeiten?“, fragte Herr Schröder weiter.

„Mhh, eigentlich nicht. Er hatte ja zu fast niemandem Kontakt. Glauben Sie denn, dass das jemand mit Absicht gemacht hat?“

Egon guckte ungläubig den Kommissaren an.

„Wir müssen alles in Betracht ziehen. Auf welche Entfernung kann ein erfahrener Schütze einen so gezielten Schuss absetzen?“

„Hängt vom Bogen ab und ob Sie mit einer Zielvorrichtung schießen. Wenn man jemanden mit einem Bogen bewusst umbringen wollte, dann sollte man einen Compoundbogen verwenden. Der wird in Dänemark bei der Jagd eingesetzt. Die Jäger haben eine besondere Spitze, damit die Tiere nicht leiden und schnell ausbluten. Die Spitze hat rasiermesserscharfe Flüge.“

Egon begann, neben den Namen Theo Knaack eine solche Spitze zu zeichnen.

„Wenn jemand aus Versehen getroffen hat, dann spielt der Bogen und auch der Pfeil keine Rolle, dann ist das dumm gelaufen“, fügte er hinzu.

„Ok, vielen Dank erstmal. Bitte halten Sie sich zu unserer Verfügung, Herr Zimmerer.“

Schröder stand auf und gab Egon die Hand, während er ihn zur Tür begleitete.

Auf dem Flur begegnete Egon Christian Sengler, den ersten Vorsitzenden des Vereins.

Sie gaben sich die Hand und Egon fragte: “Weißt du schon, was passiert ist?“

„Ja, man hat mir am Telefon erzählt, dass es einen Toten bei uns im Parcours gegeben hat.

Ich weiß aber nicht, um wen es sich handelt“, kam zur Antwort.

„Den Theo hat es erwischt.“

„Och Mensch, der Arme. Wir schnacken später Egon, alles ins Kill.“

Schröder blickte etwas erstaunt zwischen den beiden Herren hin und her.

„Guten Tag Herr Sengler. Ich bin Herr Schröder, einer der ermittelnden Beamten. Folgen Sie mir bitte, ich habe ein paar Fragen.“

Sie gingen in das gleiche Büro, in dem auch Egon gerade saß.

„Setzen Sie sich doch, der Stuhl dürfte von ihrem Vereinskollegen noch angewärmt sein“, lächelte der Beamte. „Sagen Sie mal, was war das eben für ein Spruch?“

„Welcher Spruch?“, wollte Christian Sengler wissen.

„Alles ins Kill. Ist das normal, dass man sich bei Ihnen im Verein gegenseitig ein bisschen ins Kill schießt?"

„Ach so, nein natürlich nicht. Das Kill oder eher gesagt das X-Kill ist das Beste, das man beim Bogensport treffen kann.

Das gibt die meiste Punktzahl in einem Turnier. Es ist normal, dass man seinem Vereinskollegen das wünscht", führte der Vorsitzende aus.

„In diesem Fall hat es wirklich ein Kill gegeben, nur dummerweise hat es einen von Ihren Vereinskollegen getroffen. Der ist gekillt worden."

In diesem Moment öffnete sich die Tür und Schröder bekam einige Fotos vom Tatort und dem Getöteten hereingereicht.

„Kennen Sie diese Person?", fragte der Beamte.

„Ja, wie der Egon eben schon sagte, das ist Theo. Theo Knaack."

„Erzählen Sie mir etwas über ihn. Was war er für ein Mensch, hatte er Feinde oder Familie und Freunde? Mit wem ging er schießen? Alles, was Sie wissen."

„Er war immer alleine. Ich weiß noch, dass es am Anfang Probleme gab, weil er sofort auf eine

Einzelschießberechtigung beharrte. Er kam vor zwei, drei Jahren zu uns in den Verein. Ich hatte gerade erst den Vorsitz übernommen und musste mich noch mit den Abläufen vertraut machen. Wenn ich ehrlich bin, war Theo ein unangenehmer Mensch.

Er bestand darauf, auch ohne Prüfung alleine schießen zu gehen und wenn es jemandem nicht passen würde, dann könnte er ja versuchen, ihm seinen Bogen abzunehmen."

„Und? Hat er die Berechtigung bekommen?", hakte Schröder nach.

„Ja, aber erst nachdem ich mir ein Bild von seiner Trefferquote gemacht hatte. Ein passabler Schütze", unterstrich der Vorsitzende seine Worte mit einem anerkennenden Kopfnicken.

„Gab es einmal körperliche Auseinandersetzungen zwischen ihm und anderen Mitgliedern? Oder anders formuliert, hatte jemand einen Grund, ihn umzubringen?"

Schröder wählte absichtlich die Frage so, um zu sehen, wie die Reaktion des Vorsitzenden aussah.

„Ich denke, es wird niemanden ernsthaft stören, dass Theo ab sofort kein Mitglied in unserem Verein mehr ist, aber dass jemand ihn geplant umgebracht hat? Das glaube ich nicht."

„Ich habe das Schießbuch aus dem Parcours in Kopie vor mir liegen und seit gerade eben auch den ermittelten Todeszeitpunkt. Der war gestern zwischen 14-16.30 Uhr. Sagen Ihnen folgende Namen etwas?"

Der Kommissar legte Herrn Sengler eine Liste von sechs Schützen vor, die sich zwischen 12 und 18 Uhr im Parcours befanden.

„Nach 18 Uhr war niemand mehr da", fügte Schröder hinzu.

„Nach 18 Uhr ist es auch zu dunkel zum Schießen."

Der Vereinsvorsitzende warf einen kurzen Blick auf die Liste der Namen.

„Mir sagen alle Namen etwas, die Sie mir aufgeschrieben haben. Ich habe das Verzeichnis aller aktiven und passiven Mitglieder dabei und die Protokolle der letzten Jahreshauptversammlungen und der Vorstandssitzungen. Möchten Sie die durchsehen, während ich etwas zu den Personen aufschreibe, die ich auf Ihrer Liste finde?", fragte er.

„Sehr gerne."

Schröder nahm die ihm gereichten Ordner entgegen und begann mit den Jahreshauptversammlungen.

„Bei den Jahreshauptversammlungen war er seit Eintritt immer dabei, wenn ich das richtig sehe?“

„Ja, leider. Milde gesagt empfand niemand seine Anwesenheit als Bereicherung.“

„Hier steht im Protokoll, dass es vor zwei Jahren eine Auseinandersetzung wegen Dolmetscherkosten gab? Was war das?“, bohrte Schröder nach.

„Ja das ist richtig. Wissen Sie, ich arbeite beruflich in einer Einrichtung für Menschen mit Behinderung. Mit meinem Amtsantritt machte ich mich stark für das Thema „Bogenschießen für jedermann“, um den integrativen Gedanken auch im Freizeitsport zu etablieren. Danach hatten wir in unserem Verein auch einige gehörlose Schützen, die für die Jahreshauptversammlung Dolmetscher benötigen. Ich fand es ungerecht, dass sie privat dafür zahlen sollten und stellte den Antrag, dass der Verein die Kosten für die Übersetzungen übernimmt. Theo war dagegen. Er rastete förmlich aus und sagte: ´Damals hätte man die Behinderten alle vergast oder erschossen und da gehören sie auch hin und jetzt soll ich für die zahlen? Nein, das werde ich nicht tun und ich stimme dagegen.´“

„Was passierte an dem Abend, wie haben die anderen Vereinsmitglieder reagiert?“

„Der Arne, einer unserer gehörlosen Mitglieder ging auf ihn los. Wir sind dazwischen gegangen, sonst hätte Arne ihm den Schädel eingeschlagen.

Es war furchtbar. Theo wurde damals überstimmt, die Dolmetscherkosten für Vereinsveranstaltungen übernehmen wir, aber seitdem gehen Theo und die Gehörlosen sich aus dem Weg.“

„Arne? Wie heißt der weiter?“, wollte der Kommissar wissen.

„Arne Gregersen.“

„Gestern waren beide zur gleichen Zeit im Parcours. Theo und Arne, so steht es zumindest in diesem Buch.“

„Das kann sein, aber Arne geht immer mit seinen gehörlosen Vereinskollegen zusammen“, erklärte Herr Sengler.

„Gestern kam er laut Schießbuch um 14 Uhr in den Parcours. Sind das die anderen gehörlosen Schützen, die sich hier alle um 14 Uhr eingetragen haben?“

Herr Schröder schob das Buch zu dem Vorsitzenden herüber und deutete auf einige Namen, die dort zu lesen waren.

„Ja, das ist richtig, aber warum ist Arne denn nicht ausgetragen?“, wunderte sich Herr Sengler.

„Gut, das müssen wir dann Arne Gregersen fragen.“

„Wenn Sie Arne befragen wollen, müssen Sie sich aber einen Gebärdendolmetscher bestellen. Das gleiche gilt für die anderen Schützen aus der Gruppe“, merkte der Vereinsvorsitzende an, und tippte dabei wieder auf die Namen.

„Ok und wo bekommen wir so einen Dolmetscher her?“, erkundigte sich der Kommissar.

„Wir bestellen die Dolmetscher immer bei einer Dolmetscherzentrale, die Nummer habe ich hier irgendwo in den Vereinsunterlagen. Ich suche die gerne raus.“

Und schon blätterte er den mitgebrachten Ordner durch.

„Hab sie, ich schreibe Sie Ihnen auf.“

„Gibt es Schützen in Ihrem Verein mit einem Compoundbogen?“

„Ja, aber nicht viele. Wir sind zwei, die einen Jagdschein besitzen und in Dänemark auf die Jagd gehen dürfen. Und unsere beiden blinden Schützen. Die haben aber keinen Jagdschein“, erklärte Christian Sengler.

„Blind? Wie geht das, wenn ich fragen darf?“

„Wir haben in der Mitte des Parcours eine lange Schießbahn mit Scheiben und sehr großen Backstops dahinter…“

„Was sind Backstops?“ unterbrach der Kommissar.

„Das sind spezielle Matten, die hinter die Ziele gestellt werden, falls man danebenschießt.“

„Ok, und wie schießen die Blinden? Ist das nicht gefährlich?“

„Es ist immer eine Begleitperson dabei, wir haben leider noch kein Blindenleitsystem bis in den Wald. Dennis hat mit seinem Vater eine Zielvorrichtung am Bogen eingebaut, die ein akustisches Signal abgibt. Die Treffsicherheit ist enorm, ich bin selber immer wieder erstaunt.“

„Also könnte man ausschließen, dass ein blinder Schütze aus Versehen den tödlichen Schuss abfeuerte, weil er Herrn Knaack nicht gesehen hat?“, versicherte sich Herr Schröder.

„Herr Kommissar, wir feuern nicht. Wir lösen den Pfeil“, korrigierte Christian Sengler. „Ja, das können wir ausschließen. Und ich sehe, dass unsere blinden Kollegen an dem Tag auch gar nicht im Parcours waren. Zumindest stehen sie hier nicht im Buch.“

„Kommt es vor, dass Leute vergessen sich einzutragen? Würde das jemandem auffallen?“

„Vergessen kann das jeder mal. Vor allem, wenn man sich am Einschießplatz trifft und ins Schnacken kommt. Das will ich nicht ausschließen. Und auffallen würde das nicht unbedingt.“

„Gut Herr Sengler, dann bedanke ich mich erstmal bei Ihnen und melde mich, falls es weitere Fragen gibt. Danke für die Telefonnummer der Dolmetscherzentrale. Da rufe ich gleich an.“ Sie gaben sich die Hand und Herr Sengler verließ das Büro.

Das Telefon klingelte erneut.

„Ist der Vorsitzende noch im Haus?“, fragte Herr Wilkens, der Rechtsmediziner.

„Der ist gerade gegangen, warum?“

„Weil ich jemanden brauche, der sich mit Pfeilspitzen auskennt. Die Spitze, die in dem Hals von Herrn Knaack steckte, erscheint mir etwas ungewöhnlich zu sein“, führte der Rechtsmediziner aus.

„Hat sie scharfe Flügel?“

„Ja.“

„Dann ist das eine Jagdspitze. In Dänemark werden damit Tiere geschossen. Die Spitze schneidet die Hauptschlagader durch. Die Tiere verbluten und sterben leise, ohne dass das Rudel aufgescheucht wird“, erläuterte der Kommissar.

„Whow, was du alles weißt. Dann glaube ich, dass es kein Zufall war. Die Spitze war noch mit etwas anderem präpariert“, erklärte Herr Wilkens.

„Aha, mit was denn?“, fragte Schröder.

„Taxin, ein Gift, welches in der Eibe enthalten ist und sich übrigens zum Bauen von Bögen eignet.“

„Seit wann kann man mit einem Gift einen Bogen bauen?“, wunderte sich Schröder.

„Entschuldigung, ich meinte das Holz der Eibe“, ergänzte der Rechtsmediziner.

„Interessant. Wenn das kein Zufall ist.“

8

Am Abend fuhr ein Streifenwagen bei Arne Gregersen vorbei. Nach ersten Ermittlungen stand er unter dringendem Tatverdacht. Die Indizien gegen ihn waren erdrückend.

Herr Gregersen leistete erheblichen Widerstand. Er brüllte und gestikulierte wild mit den Armen umher. Er schubste und trat nach einem der Polizisten. Er ließ die Beamten nicht ausreden. Sobald ihm etwas erklärt wurde, drehte er durch und schlug um sich. Die Kollegen mussten Verstärkung holen, weil der Mann einfach gefährlich war.

Vier Leute waren nötig, um Arne Gregersen zu überwältigen. In der Untersuchungshaft wurde ein Psychiater hinzugezogen, der ihn gegen seinen Willen medikamentös beruhigte.

Schröder lagen die Meldungen über die Ereignisse vom Abend am nächsten Morgen vor. Der Verdächtige habe sich benommen wie ein wildes Tier und hätte verbalen Anweisungen nicht gefolgt. Sie mussten ihn sogar zwangsweise mit einem Mittel ruhigstellen lassen.

„Hat euch niemand erzählt, dass Arne Gregersen gehörlos ist?“, fragte Schröder entsetzt. „Wie soll er denn zuhören, wenn er nicht hören kann?

Ich hatte gestern ausdrücklich darauf hingewiesen, dass wir warten müssen, bis wir einen Dolmetscher haben. Ihr seid solche Idioten!! Hier hört auch keiner zu, wenn ich mal was sage.“

Gestern Abend hatte er in der Dolmetscherzentrale niemanden mehr erreicht, sondern nur eine Nachricht auf Band hinterlassen können. Diese Information hatte Schröder weiterleiten lassen.

Gleich um 8 Uhr versuchte er es erneut und hatte Glück. Der Apparat wurde abgehoben.

„Guten Morgen Herr Schröder, ich habe gerade Ihre Nachricht abgehört. Wir haben leider so schnell keinen Dolmetscher zur Verfügung. Das tut mir schrecklich leid. Unsere sind alle bereits belegt. Es gibt leider zu wenig und wir müssen ganz Schleswig-Holstein abdecken. Mir liegt noch eine Liste von selbstständigen Dolmetschern vor, die ich abtelefonieren werde. Ich melde mich, so schnell es geht.“

Enttäuscht legte Schröder den Hörer wieder auf. Das gab es doch nicht. Dann würde er sich jetzt mit Zettel und Stift bewaffnen und die Befragung ohne Dolmetscher durchführen. Als er im Begriff war zu gehen, läutete das Telefon erneut.

„Herr Schröder, ich bin es nochmal von der Dolmetscherzentrale.

Ich gebe Ihnen einmal die Sozialarbeiterin des Landesverbandes, die hat eine gute Idee. Sie sitzt gerade neben mir."

„Moin Herr Schröder, entschuldigen Sie das Einmischen, aber das Büro der Zentrale und meins liegen nebeneinander. Ich habe ihre Nachricht mitgehört. Es gibt in Essen einen gehörlosen Kommissar. Ben Glienke ist sein Name, er ist ein hervorragender Ermittler und er benötigt keinen Dolmetscher, um einen gehörlosen Zeugen zu befragen. Ich kann Ihnen die Nummer seines Büros geben. Fragen Sie doch nach Amtshilfe", schlug die Sozialarbeiterin vor.

„Die Idee finde ich gar nicht schlecht. Ich hatte mich gerade schon mit Zettel und Stift bestückt und wollte die Befragung mit Aufschreiben durchführen", erklärte Schröder.

„Wissen Sie Herr Schröder, das Problem ist, dass die Schriftsprache eine Fremdsprache für einen gehörlosen Menschen ist. Die Worte in ihrer Sprache sind Bewegungen und keine geschriebenen oder lautsprachlichen Worte. Verstehen Sie, was ich meine?"

„Ne, ich denke Gehörlose können lesen und schreiben oder von den Lippen ablesen.

Ich meine, dass in so einer wichtigen Situation ein Dolmetscher hinzugezogen werden muss, ist klar, aber wenn es keinen gibt?“

„Es kann Ihnen passieren, dass der gehörlose Mensch die Fragen falsch versteht und dementsprechend falsch antwortet. Ich gebe Ihnen ein Beispiel. Lagen Sie mal in einem Krankenhaus, Herr Schröder?“

„Ja, warum?“

„Hat man Sie gefragt, ob Sie Wasserlassen waren oder schon Stuhlgang hatten?“

„Ja.“

„Erklären Sie mir, was das Wort Wasser oder Stuhl mit dem Gang zur Toilette zutun haben. Jeder gehörlose Mensch denkt bei Wasser an Trinken und nicht an Pinkeln.“

„Ach, das ist ja spannend. Da habe ich nie drüber nachgedacht.“

Schröder schmunzelte.

„Gut, ich verstehe was Sie meinen. Dann würde ich mich freuen, wenn Sie mir die Nummer von diesem Ben Glienke geben.“

Kurz darauf rief Schröder in Essen an und hatte eine junge Dame am Telefon, die mit dem gehörlosen Kommissar in einem Büro zusammenarbeitete. Sie wollte Rücksprache halten und sich so schnell es geht wieder melden.

Eineinhalbstunden später meldete sich Herr Glienke selbst, mit einer weiblichen Stimme, zurück. Schröder war zunächst durch den Umstand der Frauenstimme irritiert, bis er verstand, dass Herr Glienke mit einer Dolmetscherin anrief. Er telefonierte zwar mit dem gehörlosen Kommissar, aber das Gespräch wurde simultan von einer weiblichen Stimme übersetzt. Wahnsinn, Schröder war begeistert, wie unkompliziert das ging.

Herr Glienke musste Rücksprache mit seiner Dienstpostenleitung und mit seinem direkten Kollegen halten und wollte sich schnellstmöglich zurückmelden.

Es dauerte nicht lange, dann erhielt Schleswig die Nachricht, dass er sich in den nächsten Zug setzt und kommt.

Sieben Stunden nach dem Telefonat fuhr Ben in den Schleswiger Bahnhof ein. Ben hatte sich darauf vorbereitet, dass er auf einen gebärdeninkompetenten Kollegen treffen würde und hatte ein kurzes Schriftstück vorbereitet.

-Moin, ich bin Ben Glienke und freue mich, in den Norden zu kommen. Wir können für die Verständigung in Ihrem Büro mein Laptop benutzen. Das geht schneller als mit Zettel und Stift-

Als Ben aus dem Zug ausstieg erkannte er den hörenden Kollegen sofort. Der hatte sich ebenfalls gut vorbereitet. Er hielt ein Schild mit dem Namen -Ben Glienke- hoch.

Die Begrüßung war rührend. Der Schleswiger Kommissar versuchte besonders deutlich und langsam zu sprechen und hielt ihm einen Zettel hin.

-Ich bin Schröder-

Ben zeigte einen Daumen nach oben und übergab ihm das Papier mit seiner Notiz. Schröder las und reagierte ebenfalls mit einem Daumen nach oben. Wortlos liefen sie zu dem Parkplatz hinüber, auf dem der Dienstwagen von Schröder stand. Schweigend stiegen sie ein und erreichten fünfzehn Minuten später das Präsidium.

Auch hier war man auf die Ankunft eines gehörlosen Kollegen vorbereitet. Eine freundliche Dame am Empfang formte mit ihren Händen ein Herz und sprach mit deutlichem Mundbild: „Herzlich willkommen."

Ben gebärdete begeistert „Danke“ zurück und ließ seine Stimme aus. Es war ihm bis heute unangenehm und fühlte sich falsch an, wenn er seine Stimme benutzte. Immer wieder konnte er an der Mimik anderer erkennen, dass seine Stimme furchtbar klingen musste. Also nutzte er lieber sein fröhliches Gesicht und einfache Gebärden, die hörende Menschen, auch ohne Gebärdensprachkenntnisse verstehen konnten.

Es war ein Schreibtisch für ihn vorbereitet worden, auf dem alle Informationen des aktuellen Falls vorlagen. Fotos von dem Waldstück, von der männlichen Leiche, von dem tödlichen Pfeil und alles, was es an neuesten Ermittlungen gab. Schröder zeigte ihm alles. Wo es Kaffee gab, wo sich die Toiletten befanden und wo der Besprechungsraum war. Hier setzten sie sich auch gleich.

Ben öffnete sein Laptop und schrieb: *-Ich bin Ben, in meiner Sprache duzt man sich-*

-Ich bin Schröder, ich heiße eigentlich Helmut, aber alle sagen Schröder. Du finde ich gut-

Ben nutzte beim Schreiben mittels seines Laptops gerne verschieden Schriftformen, damit die Übersichtlichkeit beim Nachlesen schneller gegeben war.

-Wenn ich die Infos richtig gelesen habe, sind es sechs gehörlose Zeugen, und Arne Gregersen

ist momentan der Hauptverdächtige. Richtig, dass er schon in U-Haft sitzt?-

-Ja, er ist gestern Abend festgenommen worden. Es gab körperliche Auseinandersetzungen. Herr Gregersen hat sich gewehrt. Ein Arzt musste ihn mit Medikamenten beruhigen. Ich konnte gestern keinen Dolmetscher mehr erreichen-

-Ich möchte mir als erstes das Waldstück ansehen, wenn das möglich ist-

Schröder zeigte einen Daumen nach oben und signalisierte ihm mit einer Handbewegung, dass sie sofort loskönnten. Es dauerte wieder nur knapp fünfzehn Minuten. Sie hielten an einer Hauptstraße an. Rechts und links davon befanden sich riesige Waldstücke. Schröder stieg aus und zeigte auf eine Kastanienallee. Ben blieb lange stehen und ließ zunächst die Umgebung auf sich wirken. Der Weg bis zu diesem Einstieg in das Waldstück war zwar außerhalb, so dass man ein Auto benötigte, um hier her zu kommen, aber ein guter Läufer konnte auch zu Fuß das Gelände erreichen.

Wenn man von einer vorsätzlichen Tat ausginge, musste der Mörder oder die Mörderin sich Gedanken darüber gemacht haben, wie man unauffällig hierherkam.

War es eine Affekthandlung, sähe die Sache anders aus.

Ben schritt langsam die Allee entlang. Er ließ sich durch nichts ablenken. Er sog die Waldluft in sich hinein. Sein Blick schweifte beständig nach rechts und links, auf den Boden und in die Ferne. Weiter hinten fiel ihm eine große, mächtige Eiche auf. Majestätisch ragte sie aus allen anderen Bäumen heraus.

Beeindruckend, schoss es Ben durch den Kopf. Wie klein, kurzlebig und dumm wir Menschen dagegen waren. Bäume nahmen sich gegenseitig die Nährstoffe weg, um ihre Art oder auch ihren Nachwuchs zu erhalten. Sie ließen andere Pflanzen sterben, weil es einen Sinn ergab. Welchen Sinn hatte es, wenn wir Menschen uns gegenseitig beseitigten. Rache, Gier, Eifersucht?

An einer Stelle fielen Ben Fußspuren auf, die eine kürzere Schrittfolge zeigten. Die Größe passte allerdings nicht zu Kinderbeinen. Und es müssten zwei Personen gewesen sein. Ben blieb stehen, machte ein Foto und versuchte dann in gleicher Schrittfolge zu laufen. Er fühlte sich wie ein Strafgefangener mit Fußfesseln, die einen normalen Gang verhinderten. Was ist, wenn Herr Knaack von seinem Mörder oder seiner Mörderin in den Wald geführt wurde?

Ben winkte Schröder heran und schrieb auf seinen Notizblock.

-Ich möchte wissen, ob dieser Schuhabdruck von dem Getöteten stammt. Guck mal, zwei Personen laufen versetzt mit kürzen Schritten. Wir brauchen von allen Schützen, die an dem Tag hier im Wald waren, Abdrücke-

Schröder war beeindruckt, das war keinem aufgefallen. Interessant an dem gehörlosen Kommissar war, dass er beständig seine Nasenflügel arbeiten ließ und er schien die Umgebung mit seinen Augen abzufotografieren. Hochkonzentriert schritt er den Weg bis zu dem Einschießplatz ab.

Schröder schrieb.

-Auf was achtest du alles? Vielleicht kann ich noch was von dir lernen-

Und das meinte Schröder ernst. Ben schien eine Gabe zu haben, aber welche?

-Wälder sind meine Lieblingstatorte. Ich weiß viele Spusikollegen und Polizisten hassen das, aber wir haben stumme Zeugen. Die Bäume, die Sträucher, den Waldboden und vieles mehr. Die Natur lügt nicht, im Gegensatz zu uns Menschen. Ich versuche diese Zeugen zu verstehen. Der Mensch trampelt hier nur durch, ohne zu wissen, dass er beobachtet wird.

Ein Mensch, der bewusst tötet, hat seine Tat im Kopf und ist damit beschäftigt, von anderen seiner

Art nicht gesehen zu werden. Er vergisst dabei die Natur. Die saugt alles in sich auf-

Und schon tauchte Ben wieder ab in seine Welt. Manchmal kniete er nieder und fühlte den Boden. Er blieb stehen und begann zu schmatzen. Er schmeckte die Umgebungsluft. Welche Gerüche gehörten in dieses Waldstück und welche wurden vom Menschen hinzugefügt.

Am Einschießplatz guckte Ben sich nur kurz um und zückte wieder seinen Notizblock.

-Nicht wundern über mich. Zeigst du mir jetzt den Fundort des Toten?-

-Ich wundere mich nicht, ich bewundere-

Schröder lief vorweg und deutete Ben an, dass er ihm folgen solle. Der Weg verlief durch Gestrüpp und schon wieder scannte Ben alles ab, was auf dem Boden und in der Umgebung zu sehen, zu riechen und zu fühlen war. Von weitem konnte Ben bereits die Stelle sehen, weil kleine weiße Stäbe die Lage der Leiche kennzeichneten. Ben hatte sich die Fotos vom Tatort mitgenommen und sah sie sich sehr lange an.

-Ist die Spusi hier fertig? Kann ich mich genau an die Stelle legen, wo Herr Knaack gelegen hat?–

-Warte kurz, ich frage–

Schröder telefonierte und nickte Ben zu. Er zeigte mit dem Daumen nach oben.

Ben legte sich exakt so hin, wie der Getötete gelegen hatte, schloss seine Augen und ahmte die Mimik von Herrn Knaack nach. Schröder schaute verblüfft auf das Foto und auf den gehörlosen Kommissaren. Man konnte sie für Geschwister halten.

Plötzlich öffnete Ben seine Augen wieder, stand auf und schrieb: *-Ich muss sofort zu Arne Gregersen-*

9

Das Telefon klingelte und Gisela nahm den Hörer ab.

„Hallo Gisela, ich bin es Helene. Ich wollte mal hören, wie es dir geht."

„Danke, eigentlich ganz gut", war die Antwort.

„Träumst du immer noch so schlecht?", wollte Helene wissen.

„Ja, manchmal taucht der eine Traum aus dem Nichts wieder auf und dann weiß ich nicht, wohin mit mir", erzählte Gisela. „Ich wache schweißgebadet auf. Es fühlt sich immer wieder an, als wenn meine Knie abwärts nicht mehr da wären. Leblos, eine innere Leere überkommt mich. Ich werde diese Bilder dann tagelang nicht mehr los. Ich sehe meinen eigenen kleinen Körper in einer Blutlache liegen. Es ist schrecklich."

„Das Gefühl der Leere kenne ich. Mir geht es seit der Brustoperation so. Es fühlt sich ohne nicht mehr nach meinem Körper an", erklärte Helene. „Es ist so schwer zu beschreiben, manchmal denke ich die haben nicht nur meine Brust abgenommen, sondern dabei das weibliche Stück meines Herzens mit entfernt. Aber weißt du was noch schlimmer ist?"

„Nein, was?“

„Ich habe immer wieder das Gefühl, dass es mir jeder auf der Straße ansieht. Als wenn ich frisch vom Frisör komme. Alle, die mir entgegenkommen, schauen auf meinen Oberkörper“, erklärte Helene.

„Das denkst du nur. Wahrscheinlich gucken sie, ob du Sommersprossen auf der Nase hast oder einen Pickel im Gesicht“, versuchte Gisela ihre Gesprächspartnerin aufzumuntern.

„Wahrscheinlich hast du Recht und ich bilde mir das nur ein. Ich rufe aber noch aus einem ganz anderen Grund an.“

„Warum denn?“, wollte Gisela wissen.

„Ich habe gestern beim Bogenschießen einen Toten gefunden. Sie vermuten Mord.“

„Oh nein, wie schrecklich. Wie geht es dir damit? Kanntest du ihn?“, erkundigte sich Gisela.

„Nein, ich war das erste Mal seit der Operation vor vier Jahren wieder beim Bogenschießen. Der Tote muss später in den Verein eingetreten sein. Mir geht es einigermaßen. Man findet ja nicht alle Tage einen erschossenen Menschen. Ist ein merkwürdiges Gefühl, dem Tod eines anderen so nahe zu sein. Wer steuert das?

Wer hat dem Mörder gesagt, dass er ausgerechnet das Leben dieses Menschen auslöschen soll? Macht derjenige das selbst oder bestimmt ein Gott, eine höhere Macht solche Dinge? Ich wäre übrigens am selben Tag auch fast von einem Pfeil getroffen worden!“

„Waas?!“

Gisela war entsetzt.

„Ja, das war allerdings keine Absicht. Egon aus unserem Verein kann nicht mehr so gut sehen. Er hatte nicht bemerkt, dass ich hinter einem Tier nach meinem Pfeil gesucht habe und hat auf genau das Ziel geschossen. Dabei hätte es mich um ein Haar erwischt“, lachte Helene in den Hörer.

„Wie geht es eigentlich Juliane?“

„Sehr gut. Sie ist trotz ihrer Blindheit eine Frohnatur und verzeiht mir alle Fettnäpfchen dieser Welt. Auf Wiedersehen habe ich mir mittlerweile abgewöhnt, aber gestern „Guck mal, dahinten kommt ein Baustellenschild“ war echt peinlich.“

„Wie reagiert sie denn darauf?“

„Gestern meinte sie nur ganz trocken `Ich sehe es klar und deutlich, wo steht es gleich noch? Hab´s aus den Augen verloren`, und dann hat sie sich schlapp gelacht.

Ich komme mir trotzdem manchmal ziemlich dumm vor."

Gisela schwieg und wartete auf eine Reaktion von Helene.

„Ich habe gestern gehört, dass sie einen gehörlosen Kommissar auf den Fall mit dem Toten im Wald angesetzt haben. Was ist wohl schlimmer? Blind oder gehörlos?"

Am anderen Ende war es still.

„Gisela? Bist du noch dran?"

„Äh, ja entschuldige. Blind oder gehörlos? Was schlimmer ist? Du stellst Fragen", lachte Gisela.

„Um ehrlich zu sein, habe ich mich das auch schon oft gefragt. Wenn ich mir Juliane ansehe, dann glaube ich, dass sie sehr zufrieden ist mit sich. Sie vermisst aber auch nichts, weil sie als Baby erblindete. Sie weiß nicht, was Sehen bedeutet. Wenn ich mir vorstelle, wir könnten uns nicht unterhalten, dann wären wir sicher nicht befreundet. Ich glaube gehörlos zu sein ist schlimmer. Und du?"

Helene dachte lange nach.

„Ich habe vor Kurzem einen Dokumentarfilm über Helen Keller gesehen. Die war sogar beides und weißt du, was die darüber meinte?"

„Nein, was denn?“, fragte Gisela.

„Dass sie gehörlos ist, aber trotzdem hören kann und dass sie blind ist, aber trotzdem sehen kann. Eigentlich muss ich froh sein, dass mir nur meine Brüste fehlen, ich aber wieder gesund bin“, fügte Helen nachdenklich hinzu.

„Nicht Sehen trennt von den Dingen. Nicht Hören von den Menschen. Der Spruch war doch auch von der Helen Keller.“

Gisela war stolz darauf, dass ihr das eingefallen war.

„Nein, der war von Kant. Das denken nur die meisten, dass das Zitat von ihr stammt. Das haben die neulich in dem Film auch aufgeklärt“, korrigierte Helene.

Plötzlich hämmerte es laut an der Tür und beide Frauen legten auf.

10

Die Tür des Besucherraumes wurde geöffnet. An einem kleinen eckigen Tisch saß ein Mann mit dem Rücken zu Ben. Langsam ging der gehörlose Kommissar in einem gewissen Abstand auf die andere Seite des Raumes und trat in das Gesichtsfeld des Verhafteten.

Ihre Blicke trafen sich und Ben gebärdete: „Bist du Arne?“

„Ja, wer bist du?“

Die Mimik von Arne Gregersen war äußerst misstrauisch. Seine Augen funkelten förmlich und er durchbohrte Ben mit seinem stechenden Blick.

„Ich bin Ben. Ich arbeite bei der Kripo. Ich bin auch gehörlos.“

Eingeschränkt, aber für Ben verständlich gab Arne von sich: „Verarsch mich nicht, es gibt keine Gehörlosen bei der Kripo. Du willst mich reinlegen, du bist ein hörendes Arschloch.“

Arne stand auf und baute sich vor Ben auf. Zwei Schließer waren sofort zur Stelle. Gerade als sie eingreifen wollten, gab Ben ihnen ein Stoppzeichen. Ohne den Blick von Arne zu nehmen signalisierte er ihnen, dass sie Herrn Gregersen die Handschellen abnehmen sollten.

Die beiden Schließer schüttelten mit dem Kopf, daraufhin holte Ben seinen Block heraus und schrieb auf: *-Handschellen abnehmen, er braucht seine Hände für die Befragung-*

Ben wartete bis man seinem Wunsch nachging und der Verdächtige seine Hände frei zum Gebärden hatte.

Dann erklärte Ben: „Ich bin weder ein Arschloch noch hörend. Ich will wissen, was vorgestern im Parcours passiert ist. Wir können uns jetzt entweder in der Gebärdensprache unterhalten oder ich fahre zurück nach Essen zu meiner eigentlichen Dienststelle. Dann sage ich den Leuten hier, Arne hat keinen Bock auf mich. Vernehmt den ohne Dolmetscher mit Aufschreiben. Ist dir das lieber?“

Ben bohrte mit seinem Blick zurück. Der Typ war geladen wie eine Bombe. Der platzte fast vor Wut.

„Was ist jetzt? Reden wir von gehörlos zu gehörlos oder soll ich gehen? Mir ist das egal, deine Entscheidung.“

Nur für eine Millisekunde senkte Arne seinen Blick und Ben wusste, dass er ihn am Haken hatte.

„Nur zu deiner Info, unser Gespräch wird mit einer Videokamera aufgezeichnet.“

Ben deutete auf den Tisch und beide setzten sich.

„Weißt du, warum du hier bist?“, fragte Ben.

„Nein, wahrscheinlich, weil sie das geil finden Gehörlose einzusperren. Ist doch typisch für diese hörenden Arschwichser.“

Arne war wütend.

„Ok, du weißt wirklich nicht, warum du hier bist?“, hakte Ben nach und Arne schüttelte mit dem Kopf.

„Kennst du einen Theo Knaack?“

„Ne, wer soll das sein?“

„Ein Mitglied aus deinem Bogenverein“, sagte Ben und schob ihm ein Bild des Toten unter die Nase.

„Ja, den kenn ich. Ist ein Arsch. Wo ist das Problem?“

„Der wurde tot in eurem Parcours aufgefunden.“

Bei dieser Mitteilung beobachtete Ben sein Gegenüber sehr genau. Arne zuckte unschuldig die Schultern nach oben.

„Warum ist er ein Arsch?“, wollte Ben genauer erfahren.

„Er mag Gehörlose nicht und ich mag ihn nicht“, antwortete Arne.

„Stimmt es, dass du ihn bei einer Jahreshauptversammlung verprügelt hast?“

„Ja, ich musste das tun“, gab Arne zur Antwort.

„Warum?“

„Er sagte, dass wir Gehörlosen aus dem Verein verschwinden sollen und wir gehören vergast und erschossen!“

Arnes Wut stieg wieder hoch. Seine Halsschlagadern fingen an zu pulsieren.

„Stimmt, Arschloch!“, antwortete Ben.

Arne schaute irritiert zu Ben. Mit einer Zustimmung hatte er jetzt nicht gerechnet.

„Es ging um die Dolmetscherkosten bei den Mitgliederversammlungen. Alle waren einverstanden, dass der Verein die Kosten übernimmt. Nur dieser Pisser nicht. Da bin ich explodiert und hab ihm aufs Maul gehauen“, gab Arne ehrlich zu.

„Hast du ihn deswegen getötet?“, provozierte Ben.

„Ich habe ihn nicht erschossen!“, protestierte Arne.

„Woher weißt du, dass er erschossen wurde?“

„Naja auf dem einen Bild sieht man ein Loch in seinem Hals und wenn er im Parcours gefunden wurde, hat ihn doch sicher jemand erschossen."

„Ok, dann erzähle mir von vorgestern. Du warst im Parcours. Deine gehörlosen Vereinskollegen blieben länger. Warum?"

„Ich hatte meinen Bogen vergessen."

„Wenn ich deine Freunde frage, können die das bestätigen?", fragte Ben.

Hochkonzentriert beobachtete der Kommissar den Verdächtigen. Gehörlose waren in der Körpersprache schwerer zu lesen als hörende Menschen.

„Nein, das können sie nicht. Ich bin zu spät gekommen. Wir treffen uns eigentlich immer um 15 Uhr. Ich hatte verpennt und kam erst um 15.30 Uhr am Einschießplatz an. Ich habe mich auch nicht in dieses Buch eingetragen, weil ich gemerkt hatte, dass ich meinen Bogen zu Hause liegen gelassen hatte", gebärdete Arne ruhig. Sein Blick senkte sich zu Boden.

„Wer hat dich eingetragen? Und hast du dich selber ausgetragen?"

Arne überlegte kurz und antwortete: „Nein, ich glaube das habe ich auch vergessen. Ich habe mich um das Buch nicht gekümmert. Meistens trägt einer von uns alle ein und auch wieder aus."

„Du bist direkt wieder nach Hause gefahren o- der gelaufen?“

„Ja, ich bin mit dem Auto direkt zu mir nach Hause“, gab Arne an.

„Kann das jemand bestätigen?“ fragte Ben.

Es folgte eine lange Pause. Arne konnte den Blickkontakt nicht halten, immer wieder wanderten seine Augen auf den Boden gerichtet von rechts nach links. Dann ein Achselzucken.

„Ich weiß es nicht“, war die Antwort von Arne.

„Ok. Was für einen Bogen schießt du?“

„Einen Jagdbogen.“

„Welche Pfeile?“

„Alu, die gehen nicht so schnell kaputt und sind leicht“, gebärdete Arne.

„Ok, das war es erstmal. Ich werde als nächstes deine Freunde befragen. Wir sehen uns.“

Ben verabschiedete sich zügig und verließ den Raum.

Er ging zu den Schleswiger Kollegen in das Zimmer, von dem man den Besucherraum be- obachten konnte. Arne Gregersen wirkte ruhig und nachdenklich.

Schröder schrieb: -Was hat er gesagt?-

-Er sagt, er war es nicht. Er hat zugegeben den Getöteten bei einer Vereinsversammlung geschlagen zu haben, aber mehr nicht. Er sagt, dass er an dem Tag seinen Bogen vergessen hatte und wieder nach Hause gefahren ist. Und er hatte verschlafen, deswegen kam er später als die anderen. Wissen wir, wer die andere gehörlosen Vereinskollegen sind? Wann kann ich die befragen?-

-Ich habe die Namen und Adressen der anderen. Wenn du willst fahren wir jetzt hin-

Ben nickte und zeigte mit dem Daumen nach oben.

Die Autofahrt lief für Schröder wieder ungewohnt ab. Er verfiel in seine Gewohnheit Gedanken, laut vor sich hinzusprechen und sich mit einem Partner auszutauschen. Jedes Mal, wenn er seine Ideen zum vorliegenden Fall berichtete, kam nichts. Keine Antwort, kein kollegialer Austausch. Er musste warten, bis sie miteinander schreiben konnten. Schröder fühlte sich zum Schweigen verdammt.

Die Fahrt kam dem hörenden Kommissar wie eine Ewigkeit vor, obwohl sie nach sechs Minuten bei der Adresse am Husumer Baum angekommen waren.

Ben schrieb: -*Kommst du mit?*–

Schröder nickte und klingelte. Man konnte einen Blitz durch die Milchglasscheibe der Eingangstür erkennen. Kurze Zeit später wurde die Haustür von einer Frau mit extrem schmalen Gesichtszügen geöffnet. Sofort zeigte sie auf ihre Ohren und schüttelte mit dem Kopf.

Ben tat ihr gleich und stellte sich freundlich in der Gebärdensprache als Ben vor.

„Seid ihr von den Zeugen Jehovas?“, fragte die Frau.

„Nein, warum? Sehen wir so gläubig aus?“, wollte Ben wissen.

„Nein, aber ein paar gehörlose Freunde haben erzählt, dass im Moment zwei gut gekleidete Frauen im Schleswiger Raum unterwegs sind und bei Gehörlosen klingeln. Sie kommen von den Zeugen Jehovas und versuchen andere von ihrem Glauben zu überzeugen“, gab sie zur Antwort.

„Ok, bei meinem vollen Haar und dem des Kollegen kann man uns schnell mit Frauen verwechseln“, lachte Ben.

„Stimmt!“

Nun huschte ihr ein leichtes Lächeln über die Lippen.

„Ich bin Ben, ein gehörloser Kommissar aus Essen und leiste hier in Schleswig in einem Fall Amtshilfe."

„In welchem Fall? Und warum kommst du extra aus Essen hierher?", erkundigte sie sich.

„Weil es in Schleswig anscheinend zu wenig Dolmetscher gibt. Es gab in dem Wald eures Bogenvereins einen toten Mann. Wir müssen alle Mitglieder, die um den Todeszeitpunkt herum im Parcours waren, als Zeugen befragen. Auch die gehörlosen Mitglieder", erklärte Ben.

„Wirklich? Du arbeitest bei der Polizei? Als Beruf? Wenn du das meinem Mann erzählst, der glaubt das nie. Das war immer sein Traum und was ist er geworden?"

„Tischler?", fragte Ben.

Sie nickte.

„Kommt rein. Wer ist er?", fragte sie und zeigte auf Schröder.

„Der hörende Kollege aus Schleswig. Er kann aber nicht gebärden."

Beide schauten auf Schröder, der sich unsicher im Gesicht herumwischte.

Ben schrieb ihm auf: *-Keine Angst, wenn du einen Popel auf der Nase hast, sage ich dir Be-*

scheid. Sie hat nur gefragt, wer du bist. Habe ihr gesagt, dass du der Kollege aus Schleswig bist und nicht gebärden kannst-

Schröder las und nickte. Sie wurden in das Wohnzimmer gebeten, wo ein Mann auf dem Sofa saß. Wahrscheinlich der Ehemann. Er war ebenfalls gehörlos. Schröder beobachtete die fliegenden Hände und verstand nichts. Eine absolut stille Konversation, die sich vor seinen Augen abspielte. Man konnte den Vergleich zulassen, sich in einem schalltoten Raum zu befinden. Schröder fühlte sich unwohl, er war ausgeschlossen aus der Unterhaltung. Wahrscheinlich hatte Ben deswegen gefragt, ob er mit rein möchte. Mittlerweile ärgerte er sich darüber, mitgegangen zu sein. Immer wieder sahen die gehörlosen Hausbewohner zu ihm herüber und unterhielten sich dann weiter in der Gebärdensprache. Ein sprachliches Niemandsland, das ihm nicht behagte.

Schröders Gedanken schweiften ab. Eigentlich befand er sich gerade in einer Situation, die gehörlose Leute jeden Tag erlebten. Nicht verstehen zu können, Außenseiter zu sein und einer Unterhaltung nicht folgen zu können. Es fühlte sich grausam an. Er kam sich vor, wie ein kleiner, dummer Junge.

Alle setzten sich an einen oval geschnittenen Wohnzimmertisch. Das gehörlose Paar hatte allem

Anschein nach, eine Frage gestellt. Ben legte ein Foto des Toten auf den Tisch.

„Kennt ihr den?“, erkundigte sich der gehörlose Kommissar.

„Ja klar, das ist Theo“, antwortete der Mann.

Die Namensgebärde für Theo sah aus wie ein Hitlergruß.

Ben fragte verwundert nach: „Warum gebärdet ihr Theo wie Hitler?“

„Weil er bei einer Jahreshauptversammlung gesagt hat, dass Gehörlose vergast und erschossen werden sollten“, erklärte die Frau und schloss mit einem verächtlichen Daumen nach unten ihre Antwort ab.

„Ja, das habe ich schon mitbekommen. Was für ein Idiot. Ihr seid mit einer Gruppe von fünf Personen in den Parcours gegangen. Laut Schießbuch habt ihr euch für 14.30 Uhr eingetragen und um 16.30 Uhr mit fünf Leuten wieder ausgetragen. Warum nur fünf? Der Vorsitzende erzählte, dass ihr meistens mit sechs Personen geht.“

„Wir haben wie so oft auf Arne Gregersen gewartet. Er kam nicht. Ich trage mittlerweile nur die ein, die auch wirklich kommen. Manchmal schreiben wir alle sechs hinein und streichen denjenigen wieder durch, der doch nicht kam. So haben wir das bestimmt mit Arne gemacht“, versicherte Herr Hornt.

„Habt ihr Theo an diesem Tag gesehen?“ erkundigte sich Ben.

„Nein, er war auch nicht eingetragen im Buch. Daran würde ich mich erinnern. Er geht normalerweise nicht schießen, wenn wir gehen. Er mag uns und unsere Sprache nicht.“

„Wie läuft das genau ab? Man trifft sich zunächst an diesem Einschießplatz. Wärmt ihr euch vorher auf oder geht danach zusammen noch etwas trinken?“

Ben hatte wirklich keine Ahnung. Sein eigenes Handballtraining damals wurde häufig mit einem netten Getränk vollendet.

„Es ist unterschiedlich. Einige unterhalten sich und andere machen Aufwärmübungen für die Schultern bevor sie sich einschießen. Dann gehen wir als Gruppe in den Parcours“, beschrieb Frau Hornt den Ablauf.

„Wie lange benötigt eine Gruppe von fünf bis sechs Personen?“

„Mindestens drei Stunden, wenn wir alle achtundzwanzig Ziele schießen.“

Herr Hornt machte eine abschätzende Mimik.

„Warum habt ich ihr euch dann bereits um 16.30 Uhr wieder ausgetragen?“, interessierte sich Ben.

„Ich weiß ja nicht, wie das bei dir in Essen ist, aber hier fängt es um diese Uhrzeit an dunkel zu werden im Wald.“

„Stimmt. Warum fangt ihr nicht früher an?“

„Zwei schaffen es nicht früher, weil sie arbeiten müssen. Er telefoniert“, fügte Herr Hornt hinzu.

„Wie bitte?“

Ben war irritiert.

„Dein Kollege, er telefoniert.“

„Ach, den gibt es ja auch noch“, grinste Ben.

Drei Augenpaare starrten erwartungsvoll auf Schröder. Keine Hand bewegte sich mehr.

Das Telefonat wurde durch eifriges Nicken begleitet. Ben schob seinem hörenden Kollegen langsam den Notizblock unter die Nase.

-Frag die beiden, was sie über die Familie von Arne Gregersen wissen-

-Warum? Gibt es eine neue Erkenntnis?–

-Ja, erkläre ich dir später. Frag bitte-

„Was wisst ihr von der Familie von Arne Gregersen?“, gebärdete Ben.

„Warum? Ist er verdächtig?“

Besorgt blickte das Ehepaar Hornt zwischen beiden Kommissaren hin und her.

„Wisst ihr denn etwas über die Familie?“, hakte Ben, ohne die Frage zu beantworten, nach.

„Naja, Arne ist einer der glücklichen, dessen Eltern auch gehörlos sind. Seine ganze Familie ist gehörlos. Seine Großeltern ebenfalls.

Die Familienfeiern der Familie Gregersen sind lustig, alle gebärden miteinander. Meine Eltern und die meiner Frau sind hörend und reden kein Wort in der Gebärdensprache.

Arne war in der Schule für viele gehörlose Kinder und Jugendliche ein Vorbild. Er hat sich nichts gefallen lassen von den hörenden Lehrern und Erziehern im Internat. Das hat uns damals allen sehr imponiert. Warum ist das wichtig?“

„Das weiß ich noch nicht. Mein hörender Kollege möchte das wissen. Es hat sicher mit dem Anruf zu tun. Moment, ich frage nach.“

Ben wandte sich an Schröder.

-Das Ehepaar Hornt fragt, warum es wichtig ist? Was wollen wir sagen?-

Schröder dachte kurz nach und sah dabei Ben sehr tief in die Augen. So tief, als wollte er ihm seine Gedanken ohne Worte vermitteln.

-Sag ihnen, dass wir wissen, dass er Theo Knaack mal eine aufs Maul gehauen hat. Wir wollen seine Familie befragen, ob es neben der Jahreshauptversammlung Differenzen zwischen den Familien gab-

-Ok, mach ich-

„Arne hat bei einer Jahreshauptversammlung dem Theo auf die Fresse gehauen. Wir wollen die Familie befragen, ob es noch mehr Streitigkeiten gab. Habt ihr davon etwas mitbekommen?“, fragte Ben.

„Es war schlimm, das stimmt. Arne war außer sich. Was Theo zu uns Gehörlosen gesagt hatte war mehr als böse, aber Arne bekam hinterher den Ärger. Eine Anzeige wegen Körperverletzung und wenn wir…“

Herr Hornt wurde plötzlich mit einem Tippen auf den Arm und einem barschen Blick unterbrochen.

„Erzähle ruhig weiter. Was wolltest du sagen?“, hakte der gehörlose Ermittler nach.

Sogar dem hörenden Schröder war der dirigierende Blick der Ehefrau aufgefallen.

„Nichts weiter, was wichtig ist“, antwortete Frau Hornt.

„Aber dein Mann wollte eben noch etwas sagen. Warum hast du ihn unterbrochen und die Hände verboten?“, bohrte Ben.

„Verstehst du nicht? Wir müssen doch zusammenhalten, wir Gehörlosen. Wir wollen keine Schuld haben, wenn Arne ins Gefängnis muss“, versuchte Frau Hornt zu erklären.

„Ok, dann gehe ich davon aus, dass Arne ein generelles Problem mit Gewalt hat“, schlussfolgerte Ben.

„Das ist auch kein Wunder, bei dem was die Familie Gregersen durchgemacht hat, und jetzt sage ich nichts mehr“, blockierte sie.

Der Blick zwischen den Eheleuten verriet eisernes Schweigen. Aus denen war nichts mehr herauszubekommen.

-Wir können hier abbrechen, die werden uns kein Wort mehr erzählen. Sie wollen Arne Gregersen nicht schaden-

-Ok, dann fahren wir-

Die beiden Kommissare verabschiedeten sich und stiegen in den Dienstwagen von Schröder.

-Welche neuen Infos hast du bekommen?–

-Anscheinend gibt es eine alte Vergangenheit zwischen den Familien. Der Großvater von Arne Gregersen wurde zum Ende der Nazizeit getötet. Erschossen, weil er behindert war. Es waren einige Gehörlose damals auf die dänische Seite geflohen. Dort wurden sie von deutschen Soldaten aufgegriffen und ermordet. Einer der Soldaten, die schossen, war der Großvater von Theo Knaack-

Die Augen von Ben weiteten sich. Er hatte nie darüber nachgedacht, was mit Gehörlosen in der Nazizeit passiert war. Klar wusste er durch das Fach Geschichte von der Euthanasie behinderter Menschen, aber die Gehörlosen hatte er irgendwie nicht dazugezählt. Ben war entsetzt, ihm wurde fast schlecht bei dem Gedanken daran. Jemand, wie er wäre von den Nazis hingerichtet. worden, weil er nicht hören konnte.

Ben schrieb eine Notiz für Schröder. *-Ich brauche einen Moment frische Luft. Ich laufe zum Präsidium zurück-*

-Ok. Geht es dir nicht gut?–

-Ich bin in Ordnung. Ich muss nachdenken-

Schröder zeigte einen Daumen nach oben und Ben stieg aus dem Wagen wieder aus.

Ein kalter Wind blies ihm um die Nase, die umgehend zu laufen begann. Ben atmete tief durch,

Taschentücher hatte er leider nicht eingesteckt. Er zog die Nase hoch, dass das Nasehochziehen ek-lige Geräusche machen musste, hatte er an den Reaktionen anderer Menschen längst beobachtet. Aber hier in Schleswig kannte ihn niemand, hier war es ihm egal. Jetzt verstand er die Äußerungen von Arne Gregersen.

Warum hatte man damals in Bens Schule dieses Kapitel in Geschichte ausgelassen? Ihm war einige Male aufgefallen, dass es bei den Gehörlosen einen Generationsknick gab. Aber er hatte es nicht mit der Tötung durch die Nazis in Verbindung gebracht. Wie würde man sich verhalten, wenn ein hörender Mensch jemanden aus der eigenen Familie umlegt, weil er nicht hören kann? Kann die Wut so groß sein, dass man dafür tötet? Auch Generationen danach? Das Handy von Ben vibrierte, er zog es aus seiner Hosentasche. Stefan hatte sich mit dem nächsten Hammer wegen seiner Eltern und den verwehrten Dolmetscherkosten aus Essen gemeldet Man, in was für einer Welt lebten sie eigentlich?

Zwanzig Minuten später traf Ben im Präsidium ein. Schröder winkte ihn zu sich heran und signalisierte ihm zu folgen. Sie gingen zu dem für Ben eingerichteten Schreibtisch. Dort lag ein Stapel Unterlagen in der Mitte. Schröder zeigte mit zwei Fingern auf seine Augen und dann auf die Papiere. Ben sollte sich die anschauen.

-Hast du die schon durchgelesen?-

-Nein, ich bekam gerade einen Anruf, dass ein weiterer Zeuge aus dem Bogenverein in fünf Minuten hier eintrifft. Und es konnten Fingerabdrücke auf dem Pfeil sichergestellt werden-

-Ok. Ich schaue mir alles an und wegen der Fingerabdrücke sprechen wir später-

Ben schlug den Ordner auf und sah sich die ersten Seiten an. Er fand handgeschriebene Briefe. Eine Art Tagebuch. Alte Zeugnisse einer katholischen Taubstummenanstalt und weitere Dokumente. Zuerst nahm er sich die Tagebücher vor. Viele enthaltene Bilder bestanden aus eigenen Zeichnungen. Der Schlafsaal war akribisch und detailgenau dargestellt worden. Ben stellte sich den Geruch dieses Raumes kalt und steril vor. Fünfundzwanzig metallene Etagenbetten in einem Saal, das konnte nur eine kühle Atmosphäre ergeben. An den Fenstern schien es keine Vorhänge zu geben. Jedes Kind hatte seinen eigenen Spint. Jeden Morgen wurde nach dem Aufstehen und Waschen eine Schrankkontrolle durchgeführt. Und wenn die Erzieherinnen einen schlechten Tag hatten, rissen sie alles aus den Fächern und schmissen es auf den Boden. Die Kinder mussten dann alles fein säuberlich wieder zusammenlegen und zurückräumen. Meistens kamen sie an diesen Tagen zu spät in die Schule, was dort nicht selten mit

Schlägen oder Strafarbeiten geahndet wurde. Für die Jungs hieß es Kohlen schleppen und für die Mädchen Kartoffeln schälen oder Schuhe putzen. Besonders grausam schien die Leiterin des Internates zu sein.

Regelmäßig verging sie sich an den Kindern, sowohl an Jungen als auch an Mädchen. Die Schule und das Internat arbeiteten Hand in Hand. Fehlverhalten wurde an beiden Orten bestraft. Einmal nahm sich ein 9-jähriger Junge mit einem Strick das Leben. Er hängte sich unten in den kalten Duschräumen auf.

Was der gehörlose Kommissar in den persönlichen Aufzeichnungen lesen musste, überstieg seine Vorstellungskraft an Grausamkeit. Ben schluckte und brach in sich zusammen. Er musste unbedingt Stefan kontaktieren. Er hatte eine grausame Vermutung.

11

Stefan betrachtete still seinen Vater, der weinend am Bett seiner Ehefrau saß. In sich zusammen gekauert.

Verheult sah er seinen Sohn an und gebärdete: „Stefan, ich möchte nicht, dass du in dieser schweren Zeit für mich übersetzt. Deine Mutter und ich haben Geld gespart, das werde ich für die Dolmetscherkosten nutzen. Geh, ich sage Bescheid, wenn sich etwas ändert."

„Papa, ich kann nicht gehen. Das ist meine Mama", widersprach Stefan.

„Ich will aber, dass du gehst. Sobald ein Arzt kommt, redet er mit dir und nicht mit mir. Ich bin ihr Mann und nicht du. Das ist meine Frau und ich will mich jetzt kümmern. Das kann ich nicht, wenn du danebenstehst. Du bist unser Kind, egal wie alt. Also verschwinde hier solange kein Dolmetscher da ist. Ich will nicht, dass du für uns übersetzt. Deine Mutter und ich haben die schlimmste Zeit zusammen durchgemacht. Ich möchte nicht, dass du das weißt, wenn es hier zum Thema wird. Geh!"

„Aber Papa", kam ein stiller Protest.

Stefan merkte, dass es Zeit war zu gehen.

Er fühlte sich schlecht. Sehr schlecht. Eigentlich konnte er die Vorstellung kaum aushalten, dass sein Vater ohne Dolmetscher mal wieder weit unter seiner Würde behandelt wurde. Die Leute redeten wie mit kleinen doofen Kindern, dabei waren sie erwachsene Menschen. Stefan empfand es als würdelos. Er musste mit irgendjemandem darüber reden, der ihn verstehen konnte. Stefan kannte ein paar wenige erwachsene Kinder gehörloser Eltern, aber zu denen hatte er kein Vertrauen. Er schrieb seinen gehörlosen Kollegen Ben per SMS an, der immer noch in Schleswig bei den Ermittlungen behilflich war.

„Hi Ben, wie läuft es?"

„Wir kommen voran. Mein Kollege Schröder ist ganz cool. Wir schreiben über Zettel oder Laptop. Dolmetscher sind noch weniger als bei uns. Wie geht es dir?"

„Scheiße!"

„Was ist mit deiner Mutter und deinem Papa?"

„Mama ist immer noch nicht ansprechbar. Ihre Bauchaorta hatte einen Riss. Sie wurde notoperiert und sie haben sie ins künstliche Koma versetzt. Papa will nicht, dass ich übersetze.

Er sagt, das ist seine Frau und wenn ich dabei bin, reden alle nur mit mir und er hat die schlimmste Zeit mit Mama erlebt und will nicht, dass ich davon weiß."

„Stefan, das stimmt. Wenn meine Kinder in meiner Nähe sind, kostet es mich richtig viel Kraft, ein eigenständiger Mensch zu sein. Alle gehen automatisch den Weg über meine Kinder und die aber auch. Die sind so in einer Übersetzerrolle, das machen die gar nicht bewusst. Ich verstehe deinen Vater."

„Ist das so?"

„Ja, wenn dein Vater das sagt, dann musst du gehen. Die kennen sich seit ihrer gemeinsamen Schulzeit. Wenn die beiden nur ansatzweise in der Schule und Internat das erlebt haben, was ich gerade hier während der Ermittlungen des Schleswiger Falls lesen musste, dann schweißt das zusammen. Lass sie jetzt alleine", erläuterte Ben.

„Ok, ich weiß über die Schulzeit meiner Eltern nichts. Denkst du, dass das schlimm war?"

„Vermutlich ja, ich kann es nur erahnen. Ich habe auch kurz im Internat gelebt. Das reichte mir, aber die Zeit deiner Eltern war sicher noch viel schlimmer als meine."

„Was hast du in deinem jetzigen Fall denn erfahren, was so schlimm ist? Ich vermisse dich hier“, lenkte Stefan ab.

„Das kann ich dir nicht alles über SMS schreiben. Wir müssen uns sehen. Unser Hauptverdächtiger ist gehörlos. Hat das Opfer in der Vergangenheit geschlagen und der Großvater des Ermordeten hat angeblich den gehörlosen Großvater des Verdächtigen in der Nazizeit erschossen.“

„Was? Gehörlose wurden in der Nazizeit erschossen?“

Es folgte eine lange Pause.

„Menschen wie meine Eltern wurden abgeballert?“

„Ja, so sieht es aus. Wusstest du das nicht? Ich habe auch daran zu arbeiten. Bin aber noch nicht mit allen schriftlichen Dokumenten durch. Es muss einen Zusammenhang zwischen den Familien geben. Mein hörender Kollege schrieb mir das.“

„Wie ist der denn so?“, fragte Stefan.

„Wer, der gehörlose Verdächtige oder der hörende Kollege?“

„Beide.“

„Der Kollege ist in Ordnung. Ich sehe, wie er sich Gedanken macht und sich bemüht. Er hat eine gute Beobachtungsgabe. Und der gehörlose Tatverdächtige wird spannend. Eine tickende Zeitbombe. Vermute, dass der viel geschluckt hat in seiner Vergangenheit."

„Warum glaubst du das?"

„Ich sehe das. Er hat den Blick eines Tigers im Käfig. Würde mich nicht wundern, wenn der früher auch Prügel eingesteckt hat."

Kurze Pause.

„Ich habe eine Idee. Ich werde fragen, ob ich zwei Tage Urlaub nehmen kann. Das verstehen die bestimmt. Ich komme nach Schleswig. Ich melde mich heute Abend", schrieb Stefan.

„Top. Falls dann Personalmangel herrscht, sollen die sich woanders einen Kollegen leihen. Hat mit Schleswig ja auch funktioniert", kam zur Antwort.

Ben arbeitete sich weiter durch die ihm vorliegenden Unterlagen. Wo waren die eigentlich her? Schröder war gerade nicht im Haus, den konnte er jetzt nicht fragen. Ihm fiel ein handgeschriebener Brief in die Hände:

Lieber Mutter, lieber Vater,

ich möchte bitte zu Hause wohnen. Das Gehörlosenheim ist nicht gut. Fünfzig Kinder schlafen in einem Saal. Morgens um 5 Uhr ist Wecken mit kaltem Wasser. Das Essen im Internat schmeckt nicht. Jeden Tag kalte Milchsuppe. Ein Mädchen hat gespuckt. Die Erzieherin schlägt das Mädchen. Sie muss alles wieder essen. Das ist schrecklich. Jeden Tag müssen wir in der Küche arbeiten. Keine Zeit für Hausaufgaben. Dann bekommen wir Strafe. Ich muss im Garten oder im Keller arbeiten. Auch Schuhe putzen von allen. Meine langen Haare sind jetzt kurz. Ich weine viel, ich habe Angst. Ich will nach Hause......

Ben musste zwischenzeitlich abbrechen. Das kleine Mädchen musste so viele Grausamkeiten über sich ergehen lassen. Es war ein Bettelbrief an ihre Eltern, dass sie sie dort rausholen sollten. In ihrer Nachricht schrieb sie von einem Jungen, der auch auf die Schule und das Internat ging. Er war eines Tages blutig geschlagen worden, weil er zu langsam beim Kohleschaufeln im Keller war. Sie hatten sich einmal heimlich hinter dem Holzschuppen getroffen, in dem die Arbeitsgeräte aufbewahrt wurden.

Der Junge war eine Halbwaise, weil sein Papa im Krieg ums Leben gekommen war. Er wusste nicht, wo seine Mutter sich befand. Sie waren damals aus dem Norden nach Süddeutschland geflohen. Das kleine Mädchen bettelte ihre Eltern an, nicht nur sie selbst, sondern beide dort herauszuholen.

Ben schossen die Tränen in die Augen bei dem Gedanken daran, was Erwachsene mit kleinen, unschuldigen Kindern alles angerichtet hatten. Systematische Zerstörung von Kinderseelen.

Der gehörlose Kommissar fand in den Unterlagen einen Antrag der Eltern an die Schulleitung.

Neumünster, den 17.05.1950

Sehr geehrter Herr Oberstudienrat Karl Theodor Knaack,

hiermit beantragen wir die sofortige Verlegung unserer Tochter Louisa Elisabeth Hansen. Sie wird ab sofort die Schule der Taubstummenanstalt in Schleswig besuchen. Gleichermaßen erbitten wir den Waisenjungen Hans Jürgen Gregersen wechseln zu lassen….

Es folgten weitere Erläuterungen und Begründungen. Ben stockte der Atem. Das konnte kein Zufall sein. Er musste wissen, woher die Dokumente stammten. Ben kramte sein Handy aus der Tasche und schrieb eine Nachricht an Schröder.

„Woher kommen die Schriftstücke, die auf meinem Schreibtisch liegen?“

Danach rief Ben Schröder auf seinem Mobiltelefon an und legte wieder auf.

12

Das Mobiltelefon vibrierte. Er traute seinen Augen nicht. Ben versuchte ihn anzurufen. In dem Moment als er abhob, legte sein vorübergehender Kollege wieder auf. Schröder sah, dass er eine SMS geschrieben hatte. Ben wollte wissen, woher die Unterlagen stammten. Schröder überlegte. Er selbst hatte sie nur in Empfang genommen. Es musste wichtig sein, sonst würde Ben nicht nachfragen. Schröder rief in der Dienststelle an. Zehn Minuten später erhielt er den aufklärenden Rückruf. Dann schrieb er ihm eine Nachricht zurück.

„Hi Ben, die wurden bei der Wohnungsdurchsuchung bei Arne Gregersen gefunden. Sie befanden sich in einem Schuhkarton im Schrank. Warum hast du vorhin aufgelegt? Fiel dir plötzlich ein, dass du gar nicht telefonieren kannst? ;-)“

Schröder hoffte, dass Ben den Witz nicht falsch verstand.

Die Antwort kam prompt.

„Hab eben Jesus getroffen, kann jetzt hören. Kennst du den Witz? Ein Angler steht am Hafen und sagt zu einem anderen: ´Das ist mir scheißegal, wer dein Vater ist. Wenn ich hier angle, latscht du nicht übers Wasser.´ Danke für die Info über die Unterlagen. Wann kommst du zurück?“

„Cooler Witz. Bin in zwanzig Minuten zurück und habe Neuigkeiten."

Schröder war erleichtert. Der Schuss hätte ebenso gut nach hinten losgehen können. Er lenkte seinen Dienstwagen nachdenklich am Schloss Gottorf vorbei. Es wirkte majestätisch, nahezu malerisch, wenn sich das blaue Gewässer vor den weißen Prachtbauten abzeichnete. Irgendwann musste er mit seinem gehörlosen Leihkommissaren dem Schloss Gottorf einen Besuch abstatten. Allerdings war er viel gespannter darauf, warum es so wichtig war, woher die Schriftstücke stammten.

Schröder erreichte das Dienstgebäude und lief ohne Umwege zu dem Büro von Ben. Er öffnete die Tür, ohne vorheriges Anklopfen. Schröder hielt mit der Tür in der Hand kurz inne. War das jetzt unhöflich? Aber wie kann man auf sich aufmerksam machen? Schröder blieb verhalten in der halbgeöffneten Tür stehen und begann vorsichtig zu winken. Ben sah nicht auf, er war völlig in die Unterlagen vertieft und machte sich unentwegt Notizen. Irgendwann sah er gedankenversunken auf und schien durch Schröder hindurchzusehen. Der hörende Kommissar winkte weiter, allerdings verhaltener. Der Mimik seines Kollegen war blankes Entsetzen zu entnehmen. Ben schien wirklich betroffen zu sein.

Schröder kam aus Versehen gegen den Lichtschalter der Deckenbeleuchtung und flutete den Raum mit einem gellend hellen Licht. Sofort schaltete er es wieder aus. Sein gehörloser Kollege schien dadurch geweckt worden zu sein. Ben blickte hellwach auf und sah Schröder an. Er winkte ihn freundlich an seinen Schreibtisch und begann in sein Laptop zu tippen.

-Es gibt mehrere Verbindungen zwischen den Familien Knaack und Gregersen. Ich fasse kurz zusammen: Der Großvater von Arne Gregersen wurde anscheinend von dem Großvater von Theo Knaack in der Nazizeit erschossen. Wenn ich alles richtig verstanden habe, waren einige Gehörlose auf die dänische Seite geflohen und wurden dort von deutschen Soldaten niedergestreckt -

Ben zeigte handschriftliche Aufzeichnungen aus einem Tagebuch, aber auch Kopien aus einer Gehörlosenzeitung, die sich Jahre später mit der Thematik Gehörloser in der Nazizeit befasste. Ben schrieb weiter.

-Der Nazi Knaack war Lehrer und ging nach dem Ende des zweiten Weltkriegs als Leiter einer sogenannten Taubstummenanstalt nach Süddeutschland.

Dort schien er auf den gehörlosen Sohn eines von ihm in Dänemark getöteten gehörlosen Mannes zu treffen.

Möglicherweise war das nur Zufall. Nach Aufzeichnungen eines jungen Mädchens wurde ein gewisser Hans Jürgen Gregersen sehr schlecht behandelt von den Mitarbeitern dieser Einrichtung und sie bettelte ihre Eltern an, sich selbst und diesen Jungen dort herauszuholen-

-Es muss sich dabei um den Vater von unserem Verdächtigen Arne Gregersen handeln. Die Familie hatte damals wohl aus Angst über die Ermordung deutscher Gehörloser in Dänemark ihr gehörloses Kind nach Süddeutschland geschickt. Und dort traf das Kind auf den Mann, der wahrscheinlich seinen Vater auf dem Gewissen hatte-

-Denkst du, es handelt sich um eine Art Familienrache?–

-Warum nicht? Das sollten wir zumindest im Auge behalten. Das kann ein Motiv sein-

-Wie erging es gehörlosen Menschen in der Nazizeit?-

-Beschissen. War mir aber auch nicht so bewusst bis gerade eben.

Zu Beginn des Krieges gab es einige, die der Ideologie der Nazis nacheiferten bis sie merkten, dass Menschen mit Behinderung nicht nur zwangssterilisiert wurden, sondern irgendwann auch erschossen. Gehörlose sind ja leider auch behindert, weil ihr hörenden Idioten alle Englisch und Spanisch lernt, statt die Gebärdensprache,-)

-Ok, gehen wir mal davon aus, dass Arne Gregersen um diese Sache wusste. Immerhin wurden die Unterlagen in seiner Wohnung gefunden. Ist er aber wirklich so dumm? Warum hat er die in seiner Wohnung gelassen? Er musste wissen, dass im Laufe der Ermittlungen irgendwann die Spur auf ihn trifft. Warum schaffe er sie nicht beiseite? Das ist mir fast zu einfach -

-Ja, der Gedanke ging mir auch durch den Kopf. Auf der anderen Seite scheinen Arne Gregersen und auch seine Eltern sehr viel ausgehalten zu haben. Immer wieder wird diese Familie von der hörenden Umwelt drangsaliert, misshandelt und diskriminiert. Wie lange kann man das ertragen?-

-Geh mit den Unterlagen zu Arne Gregersen und befrage ihn erneut. Mal sehen, wie er reagiert, wenn du ihn damit konfrontierst. Setz ihn richtig unter Druck.

Es wurden übrigens Fingerabdrücke auf dem Pfeil sichergestellt. Erzähle ihm davon, mal sehen was er macht-

Ben nickte, packte alle Papiere in den Schuhkarton zurück und klemmte sich besagten unter den Arm. Nachdenklich verließ er den Raum, ohne sich von Schröder zu verabschieden. Die Tür des Büros knallte hinter ihm zu, aber das störte Ben nicht, weil er es nicht gehört hatte. Ihm gingen die gelesenen Tagebuchaufzeichnungen nicht aus dem Kopf und er wusste noch nicht, wie er mit diesem Wissen einem Arne Gregersen unter die Augen treten sollte.

13

Helene hatte den Hörer aufgelegt und stand auf. Knarrend und quietschend öffnete sie ihre hölzerne Haustür. Vor ihr stand der Kommissar aus dem Wald.

„Das ist ja eine Überraschung. Kommen Sie doch herein. Darf ich Ihnen etwas zu trinken anbieten?“

„Jo, einen schwarzen Kaffee, wenn es keine Umstände macht“, erhielt sie zur Antwort.

„Geht klar. Gibt es schon Neuigkeiten?“

„Es gibt noch einige Fragen zum Verständnis und die Jungs von der Spusi kommen nachher nochmal vorbei, weil wir von allen die Schuhabdrücke und möglicherweise Fingerabrücke benötigen.“

„Ok, dann bleibe ich erstmal zu Hause, bis die Kollegen hier waren. Wurden die Fingerabdrücke auf dem Mordpfeil gesichert?“, wollte Helene wissen, während sie Wasser für einen Kaffee aufsetzte.

Schröder nickte zustimmend. Er hatte sich auf einen Hocker an den Tresen der offenen Küche gesetzt und schaute ihr wortlos bei der Herstellung des Kaffees zu.

Sie stellte eine Thermoskanne hin, befüllte einen Trichter mit Filter, Kaffeepulver, einer Prise Salz und Zimt. Dann entschuldigte sie sich kurz, um auf die Toilette zu gehen.

Das Wasser kochte, Schröder stand auf und schaltete den Wasserkocher ab. Sollte er schon aufgießen oder warten. Er beschloss die weitere Zubereitung lieber ihr zu überlassen, anscheinend hatte sie eine besondere Art den Kaffee zu kochen. Helene kehrte zurück.

„Hat das Wasser schon gekocht?“

„Ja, ich habe es aus gemacht.“

„Wie gut, dass Sie es noch nicht aufgegossen haben. Man darf niemals das kochende Wasser nutzen, das tötet jedes Röstaroma. Ich lasse es gerne ein bis zwei Minuten stehen und gieße dann erst auf.“

„Aha.“

Der Filter wurde bis zum Rand mit nicht kochendem Wasser gefüllt. Man konnte hören, wie der Kaffee begann in die Kanne zu tröpfeln. Eine ganz leichte Note von Zimt stieg in Schröders Nase. Nach fünf Minuten hatte er ein wohlduftendes Heißgetränk vor sich stehen.

„Ich trinke schwarz“, sagte der Kommissar und bedankte sich mit einer ausladenden Geste.

„Milch hätten Sie bei mir auch nicht bekommen. Das versaut nur das köstliche Getränk. Das kommt denen gleich, die ihren guten Whiskey mit Eiswürfeln verwässern."

„Oh, die Dame kennt sich aus. Trinken Sie Whiskey?"

„Gelegentlich. Wollen Sie einen? Oder geht das nicht, weil Sie im Dienst sind?"

Helene blickte den Kommissar auffordernd an.

„Och, wenn Sie mich nicht verraten, dann nehme ich gerne einen. Immerhin habe ich Sie vor einem angriffslustigen Keiler gerettet", frotzelte Schröder und grinste bei dem Gedanken daran.

Helene nickte angenehm überrascht, verließ erneut die Küche und kam mit einer Flasche Lagavulin und zwei Gläsern wieder. Sie schenkte großzügig ein und stellte jedem ein Glas Leitungswasser dazu.

„Wehe, Sie verpanschen das edle Tröpfchen mit Wasser. Das dürfen Sie nur nacheinander trinken", ermahnte Helene.

„Jawohl!", salutierte Schröder, wie ein braver Soldat.

Sie stießen an. Schröder ließ den ersten Schluck in seinen Mund gleiten. Seine Zunge wiegte den Whiskey von rechts nach links. Im ersten Moment brannte der Lagavulin auf der Zunge, aber je mehr er ihn durch die Nase atmete, desto besser nahm er den Hauch von Lagerfeuer wahr. Ein hervorragender Tropfen, dachte Schröder.

„Haben Sie denn schon einen Verdacht?“, fragte Helene.

„Glauben Sie denn an eine vorsätzliche Tat?“

„Warum sollten Sie sonst die Spurensicherung nach Schuh- und Fingerabdrücken losschicken? Ich gehöre anscheinend ja auch zu den Tatverdächtigen“, entgegnete Helene und zog provokant eine Augenbraue hoch.

„Wir brauchen die Abdrücke von einigen Mitgliedern, die sich um den Todeszeitpunkt im Parcours aufhielten. Wir tappen momentan noch im Dunkeln. Es ist zu früh, um Aussagen zu treffen.“

Jetzt war es Helene, die mit einem „Aha“ antwortete.

„Welche Fragen haben Sie denn noch an mich?

Sie sind doch nicht nur gekommen, um Kaffee zu trinken und mir mitzuteilen, dass die Kollegen von der Spurensicherung noch auftauchen werden.“

Schröder nahm einen weiteren Schluck des hervorragenden Kaffees und blickte Helene ernst in die Augen.

„Wie wahrscheinlich ist es, wenn jemand eine Person vorsätzlich mit Pfeil und Bogen töten möchte, dass es auch klappt? War es Vorsatz oder fahrlässige Tötung? Was meinen Sie dazu?"

„Das ist eine gute Frage und möglicherweise bin ich die falsche Person, der man diese Frage stellt. Mir persönlich wäre diese Art des Tötens zu unsicher. Ich würde bestimmt vorbeischießen."

„Warum sind Sie sich da so sicher?", wollte der Kommissar wissen.

„Das kann ich Ihnen genau sagen. Ich habe in der Vergangenheit bei jedem Turnier versagt, wenn es darum ging treffen zu müssen. Hätte ich den Theo Knaack vorsätzlich erschießen wollen, wäre mein Pfeil hundertprozentig weit daneben gelandet. Es gab Tage, an denen ich mehr vorbei geballert als getroffen habe."

Helene lachte und leerte ihr Whiskeyglas.

„Neulich wurde ich belehrt, dass man einen Pfeil löst und nicht ballert oder feuert", fügte Schröder hinzu und leerte ebenfalls sein Glas.

„Um noch mal auf Ihre Frage zurück zu kommen. Ein erfahrener, gut trainierter Schütze kann punktgenau seinen Pfeil platzieren, wenn er will. Nehmen Sie auch noch einen?“, fragte Helene und hielt die Flasche hoch.

„Och, bevor ich mich schlagen lasse?“, erwiderte der Kommissar.

Helene schenkte die Gläser erneut großzügig ein.

„Wer aus dem Verein ist ein so guter Schütze? Oder Schützin?“

„Das weiß ich gar nicht. Ich war ja das erste Mal seit vier Jahren wieder schießen. Fragen Sie doch den Vorsitzenden oder Egon“, antwortete Helene achselzuckend.

Es läutete an der Tür. Beide blickten sich erstaunt an.

„Ihre Kollegen vielleicht?“, flüsterte sie. „Soll ich aufmachen oder lieber nicht?“

Helene deutet auf die beiden gefüllten Whiskeygläser.

„Wir stellen die einfach kurz in den Schrank, dann haben Sie das hinter sich.“

Schröder nahm einen kräftigen Schluck schwarzen Kaffee und bot ihr seine Tasse an. Sie nahm dankend an und stellte gurgelnder Weise die

Gläser in den Wohnzimmerschrank. Anschließend ging sie zur Haustür und öffnete einen Spaltbreit.

„Guten Tag, sind Sie Frau Helene Petersen?“

„Ja, wer will das wissen?“

„Wir sind von der Kripo Schleswig und ermitteln in dem Fall Knaack. Hier sind unsere Dienstausweise. Dürfen wir eintreten?“

„Klar, der Kollege Schröder sitzt auch schon in meinem Wohnzimmer. Gesellen Sie sich einfach dazu“, sagte sie und machte eine einladende Bewegung.

Schröder stand bereits hinter ihr und begrüßte die Kollegen von der Spusi.

„Moin Clausen, wollt ihr die Abdrücke der Schuhe nehmen?“

Schröder hoffte, dass sie den Whiskey nicht rochen und hielt Abstand.

„Ja, wir brauchen einmal die Schuhe, die sie zum Bogenschießen im Parcours getragen haben.

Hier haben Sie alles schriftlich. Wir möchten gerne auch Ihre Fingerabdrücke nehmen, das geht aber nur auf dem Präsidium.“

Clausen hielt Helene ein Schriftstück wegen der Stiefel unter die Nase.

„Kein Problem.“

Sie bückte sich einmal kurz und hielt ein paar Wanderstiefel hoch.

„Brauchen Sie eine Tüte oder haben Sie was mit?“

Schröder glaubte ein leichtes Lallen in ihrer Stimme zu hören.

„Wir haben alles mit, vielen Dank.“

„Ok und wegen der Finger komme ich morgen vorbei, heute schaffe ich es leider zeitlich nicht“, erklärte sie und blickte kurz zu Schröder herüber.

Der nickte zustimmend und leicht amüsiert.

„Ja, dann sind wir schon fertig mit unserem Teil. Tschüss Schröder, viel Spaß noch bei den Ermittlungen“, grinste Clausen.

Mist, er hatte was gemerkt. Eigentlich auch egal, Clausen war ein netter Kerl, der würde nichts sagen.

Helene schlurfte zurück zum Wohnzimmerschrank und holte die Whiskeygläser wieder.

„Du sag mal, muss ich das mit den Fingerabdrücken machen?“

„Nö, sag mal, sind wir jetzt beim ´DU´?“

„Ach, schuldigung. Hast du was dagegen?“

„Nö. Wegen der Fingerabdrücke kann ich dir nur sagen, dass ich sie abgeben würde. Zwingen kann man dich nur, wenn du unter dringendem Tatverdacht stehst.“

„Tue ich das denn? Ist ja nicht mein Ex-Mann, wie wir festgestellt haben“, grinste sie und prostete Schröder mit einem Augenzwinkern zu.

„Was war das eigentlich genau für eine Operation damals?“, ließ er ihre Frage unbeantwortet.

„Brustkrebs“, sagte Helene ernst. „Das hat mir damals den Boden unter den Füßen weggerissen. Man verliert das Vertrauen, die Kontrolle über das eigene Leben. Nichts ist wie früher.“

„Wie ist das festgestellt worden? Hast du das gefühlt?“, erkundigte sich Schröder ehrlich interessiert.

„Eigentlich war es eher ein Zufall.

Mein Frauenarzt hatte damals eine blinde Helferin eingestellt, die sich auf das Abtasten kleinster Knötchen spezialisierte. Ich war eine der ersten Testpersonen. Zunächst startete die Praxis ein Pilotprojekt, weil blinde Tasterinnen ein sehr gutes Fingerspitzengefühl für abnorme Gewebsveränderungen haben. Naja, und bei einer Kontrolle fiel eine Veränderung auf. Es wurden weitere Untersuchungen durch Mammographie gemacht. In der linken Brust wurde ein bösartiger Tumor festgestellt. Ich entschied mich damals gleich beide Seiten abnehmen zu lassen. Aus Angst."

„Ich kann mir das überhaupt nicht vorstellen, wie es ist, wenn man die Diagnose Krebs bekommt und einem die Brüste abgenommen werden müssen."

Schröder blickte nachdenklich in die Luft.

„Naja, du hast ja auch nie welche gehabt. Vielleicht kannst du das mit Hodenkrebs vergleichen, da werden einem doch bestimmt die Eier abgeschnitten, oder?"

Helene hielt sich wie ein kleines Mädchen den Mund zu, als hätte sie laut gefurzt.

„Wie ist das? Diagnose Krebs?", hakte Schröder nach.

„Seit diesem Tag läuft der Tod hinter dir her. Du vermutest ihn hinter jeder Ecke und hinter jedem Busch."

„Wie sieht er denn aus? Der Tod?"

„Unsichtbar und er steht auf deiner Stirn. Jeder, der dich ansieht und an dir vorbeigeht, weiß dass du Krebs hast. Zumindest dachte ich das. Jeder Unbekannte, der dich anlächelt, lächelt aus Mitleid, vermutete ich. Der Tod marschiert hinter dir her und sagt allen Bescheid. Ich kam gar nicht auf die Idee, dass ich das überleben würde."

Helene blickte abwesend durch Schröder hindurch.

„Ich habe angefangen zu viel und zu intensiv in meinen Körper hineinzuhorchen. Ihn kontrollieren zu wollen. Beim Bogenschießen entwickelte ich Targetpanik, weil ich dort auch kontrollieren wollte. Die Leichtigkeit des Schießens war einfach weg."

„Hast du immer noch Angst?", fragte Schröder fast lautlos.

„Nö, jetzt nicht mehr. Prost!"

Helene streckte ihm ihr Glas entgegen.

„Willst du mal unechte Brüste anfassen?"

Der Kommissar wurde rot und wusste nicht, wie er reagieren sollte.

„Ich habe schon vergessen, wie sich echte anfassen. Ich kann das nicht, dafür bin ich noch nicht besoffen genug."

Unschuldig zog er die Schultern hoch.

„Das können wir ändern. Echte Brüste kann ich dir zwar nicht bieten, aber das mit betrunken werden schon."

Helene goss beide Gläser randvoll. Ein Physiker würde sagen, dass sie die Oberflächenspannung nutzte, um es voller zu machen, als das eigentliche Fassungsvermögen des Glases es hergab.

Wie sollte er sich jetzt verhalten? Eigentlich wollte er sehr gerne mal die unechten Dinger angrabschen und die Frau danach ne Runde durchvögeln. Das konnte er aber nicht bringen. Sie galt zwar nicht als Hauptverdächtige, aber der Fall war leider noch nicht abgeschlossen. Schröder schaute leicht benommen in sein Glas. Während er über das pro und contra sinnierte, spürte er plötzlich eine Hand in seinem Schritt.

Helene hatte ihre Lippen leicht geöffnet und rieb an seinem Penis.

Marionettenartig versteifte sich alles, was er zwischen seinen Beinen hatte, ohne dass er etwas dagegen tun konnte. Schröder war nicht in der Lage einen klaren Gedanken zu fassen. Normalerweise musste er sich zusammenreißen und alles abbrechen, aber er hatte keinen Bock immer vernünftig zu sein. Er wollte sich einfach mal gehen lassen. Er öffnete seine Hose und griff beherzt in ihre unechten Brüste. Es fühlte sich gut an. Er wollte sie küssen und sehen. Als er ihr das Oberteil auszog, stellte er plötzlich fest, dass sie keine

Implantate, sondern nur einen ausgestopften BH hatte.

Helene bemerkte seine Irritation und zog provozierend ihren BH aus, um die blanke Brust zu präsentieren. Sie zeigte alles, wo man anhand der Narben sehen konnte, dass sie ihrer Weiblichkeit beraubt wurde. Helene beobachtete die Mimik des Kommissars.

Schröder wurde ernst, er tastete alles an ihrem Oberkörper ab. Er wirkte plötzlich wie ein neugieriger Junge, aber nicht wie ein sexuell erregter Mann im besten Alter. Helene ließ alles geschehen, aber in dieser Sekunde fühlte sie sich nicht mehr als begehrenswerte Frau. Alles war sofort tot in ihr, jegliche sexuelle Lust erloschen und so erging es ihr immer mit den Männern.

Kennenlernen, ausziehen, ihre Brüste sehen, Schock oder Gelassenheit vorspielen und dann war es aus.

Schröder guckte ihr tief in die Augen.

Als er sie küssen wollte, schob sie ihn von sich und meinte: „Und jetzt bin ich nicht besoffen genug. Ich habe nicht damit gerechnet. Normalerweise schrecken die Männer genau in diesem Moment zurück oder ich bekomme das Gefühl, sie machen alles aus Mitleid weiter.“

„Das können wir ändern. Echtes Mitleid kann ich dir zwar nicht bieten, aber das mit dem besoffen werden schon."

Und diesmal war es Schröder, der die Gläser füllte. Er hörte auf darüber nachzudenken, was er hier eigentlich gerade tat.

Sie prosteten sich erneut zu. Sie wirkten wie zwei Teenager vor dem ersten Sex, vorsichtig zogen sie sich gegenseitig aus, als es plötzlich ohrenbetäubend an ihrer Haustür trommelte.

14

Es war jemand an der Tür. Schnell tastete Juliane sich am Regal im Wohnzimmer entlang bis zu ihrem Hausflur.

„Moment, ich bin schon im Anmarsch“, trällerte sie fröhlich.

Zunächst musste sie die Kette aus der Halterung fummeln, die sie als Sicherheit hatte, wenn sie nicht wusste, wer vor ihrer Tür stand. Es war sicherlich Gisela und deshalb verzichtete Juliane auf diese Vorsichtsmaßnahme und drehte ihren Haustürschlüssel um.

„Hallo Gisela, komm rein. Ich mache uns mal eine Flasche Sekt auf, weil heute so ein schöner Tag ist.“

Juliane befand sich bereits auf dem Weg zur Küche. Plötzlich hielt sie inne. Sie hatte weder eine Antwort bekommen noch das Klacken der Tür gehört.

„Hallo Gisela?“

Es kam keine Reaktion. Juliane wurde mulmig. Sie spürte, dass jemand in ihrer Wohnung war.

„Hallo? Wer ist da?“

Leichte Panik stieg in ihr hoch.

„Ich finde das nicht besonders amüsant gerade“, sagte sie mit fester Stimme.

Gleichzeitig fing ihr Gehirn an zu arbeiten. Das Telefon lag auf dem Wohnzimmertisch. Was wurde hier gespielt? Gisela würde sich solche dummen Witze nicht erlauben. Wer konnte das also sein und was sollte sie jetzt tun? Ihre Gedanken rauschten in Sekundenschnelle durch den Kopf. Plötzlich zuckte sie zusammen. Es war ein leises Klacken der Haustür und das Umdrehen eines Schlüssels zu hören.

Blitzschnell rannte Juliane Richtung Wohnzimmer. Die Person musste sich an der Haustür befinden. Das war ihre Chance an das Telefon zu kommen. Gerade als sie die Wohnzimmertür erreichte, spürte sie jemanden dicht hinter sich. Juliane blieb abrupt stehen, so dass die Person kurz gegen sie stieß.

„Wer sind Sie? Reden Sie mit mir!“

Juliane wurde lauter. Sie versuchte sich an den Körpergeruch zu erinnern, vielleicht hatte sie die Person vorher irgendwo gerochen. Und wieder ratterten ihre Gedanken, leider ergebnislos oder doch nicht?

Der Blindenstock stand an der Haustür, schoss es Juliane durch den Kopf. Damit hatte sie Gisela und sich aus diesem Keller befreit, indem sie den

Psycho überwältigte. Sofort drehte sie wieder um und lief in schnellen Schritten an der Wand entlang. Links neben der Tür musste er in der Ecke stehen, doch Juliane griff ins Leere. Der Stock war weg, sie versuchte ihr Glück, ob sich die Haustür öffnen ließ oder der Schlüssel steckte. Hoffentlich hatte sie sich vorhin nur verhört, aber es war leider verschlossen. Plötzlich fiel ihr ein, dass auf dem Schuhregal ein Selbstverteidigungssender lag. Das kleine Gerät gab einen 120 Dezibel lauten Piepton von sich. Gerade, als sie es sich in die Hosentasche gesteckt hatte, holte es eine Hand wieder heraus. Die Person stand genau hinter ihr, sie konnte den süßlichen Atem warm im Nacken spüren. Langsam und ruhig.

„Was wollen Sie?“, fragte Juliane ruhig.

Stille. Sie konnte Bewegungen wahrnehmen. Wohin ging dieser Mensch? Diese Stille war nicht auszuhalten, es schmerzte am ganzen Körper. Nicht sehen und nicht hören können ist einfach eine riesengroße Scheiße, dachte Juliane. Die Stille wurde unterbrochen vom Klingeln ihres Telefons. Es lag immer noch im Wohnzimmer auf dem Tisch.

„Sag mal du Arschloch, kann ich vielleicht rangehen?“

Juliane wurde wütend und lief einfach Richtung Klingeln. Zu verlieren gab es nichts. Sie erreichte den Tisch und tastete. Sie spürte eine schnelle Bewegung an ihrem Gesicht vorbei, ein Stich in ihrer Hand, ein brennender Schmerz, ein Plock. Reflexartig wollte Juliane die Hand zurückziehen, es ging nicht. Sie war durchstochen und fixiert an ihrem Holztisch. Juliane schrie auf vor Schmerzen.

Langsam und bestimmend zog eine Hand ihren Kopf an den Haaren in den Nacken. Sie spürte eine Klinge an ihrem Hals. Ihr Atem raste, sie war kurz davor ihr Bewusstsein zu verlieren.

Vielleicht war es Rache. Blutrache der Familie von dem Arzt aus Kambodscha. Was ist, wenn sie den damals wirklich getötet hatte? Innerlich war sie überzeugt davon, dass der Typ das nicht überlebt hatte.

„Bist du gekommen, um mich für den Tod des Arztes in Kambodscha zur Verantwortung zu ziehen?“

Stille.

„Jetzt rede endlich mit mir, du blöder Pisser!“

Stille. Juliane verspürte wieder eine Bewegung an ihrer Seite. Das Messer wurde aus ihrer Hand gezogen. Warm lief ihr das Blut an den Fingern herunter. Sie beschloss jetzt einfach nur noch zu schreien.

Dann hielt die Person ihr etwas vor Mund und Nase. Sie merkte, wie alles dumpf wurde und sich ein drückender Nebel über sie legte. Danach war alles weg.

Juliane träumte. Sie spürte sich in einer Blutlache auf einem kalten, harten Steinboden liegen. Die Luft war kühl und es roch nach Bauernhof. Sie spürte jemanden über sich, eine Schuld, etwas Böses.

15

Das Handy von Stefan klingelte. Es musste wichtig sein, denn Sarah wusste, dass Stefan drei Tage Urlaub und Überstundenausgleich eingereicht hatte.

„Hi Sarah, was gibt es dringendes?“

„Es ging eben eine Vermisstenanzeige von Eltern aus Essen ein, deren Tochter in Schleswig lebt. Seit gestern Nachmittag gibt es kein Lebenszeichen von ihr, obwohl sie zum Telefonieren verabredet waren.“

„Ok, aber warum müssen wir uns darum kümmern? Vielleicht ist sie bei einer Freundin hängen geblieben.“

Stefan wunderte sich ein wenig, warum man die Kripo bereits nach einigen Stunden benachrichtigte.

„Ja, das dachte ich auch, aber die Eltern erreichen auch ihre Freundin nicht. Die junge Frau ist blind und geht mit ihrer Freundin als Begleitperson manchmal Bogenschießen. Jetzt haben Bekannte von den Eltern erfahren, dass es in Schleswig einen Toten in einem Bogenverein gegeben hat und machen sich Sorgen.

Das sind merkwürdige Zufälle, findest du nicht auch Stefan? Soll ich Ben mal benachrichtigen?"

„Ja mach das und ich schreibe ihm gleich, dass ich mich in den nächsten Zug nach Schleswig setze. Ich werde meine Urlaubstage an der Schlei verbringen. Ich muss mit jemandem reden, der sich mit der Gehörlosenkultur auskennt. Niemand versteht mich so gut, wie Ben."

„Ist gut, aber erhol dich, nicht dass du den Hobbyermittler und Freizeitdolmetscher von Ben spielst", erwähnte Sarah ketzerisch.

„Mach dir keine Sorgen, allein die Zugfahrt wird wie ein Kurzurlaub auf mich wirken. Du wirst sehen, ich werde richtig erholt wieder in Essen ankommen", versprach Stefan und packte seine letzten paar Socken ein, löschte das Licht und schloss die Tür hinter sich.

Während seiner Bahnreise ließ er die Gedanken in seine Kindheit schweifen. Hatte sein Vater recht? Stimmte es, dass seine Anwesenheit als hörendes Kind eine Entmündigung seiner Eltern zur Folge hatte? Ja. Unzählige Male wurden Gespräche mit ihm geführt, während seine Eltern dumm danebenstehen mussten und nichts verstanden. Sie waren abhängig von seiner Güte für sie zu dolmetschen oder es bleiben zu lassen.

Als Kind war ihm das nicht bewusst, weil er so aufgewachsen war. Es kam ihm normal vor, aber bei keinem seiner Kumpel oder Klassenkameraden war es ähnlich. Die wenigsten Erwachsenen machten sich die Mühe und schrieben etwas auf oder sprachen mit einem deutlichen Mundbild. Viele wurden lauter, einige schrien Gehörlose zum Teil sogar an.

Er erklärte dann immer: „Wissen Sie, je mehr sie schreien, desto gehörloser werde auch ich irgendwann sein. Probieren Sie es mal mit flüstern, schont die Stimme und ist genauso effektiv, wenn jemand stocktaub ist."

Stefan schrieb seinem Kollegen eine SMS: -Hi Ben, ich komme um 16.15 Uhr am Bahnhof in Schleswig an, wenn alles gut läuft. Hat Sarah dich schon erreicht?-

-Ja, sie hat mir die Adresse der jungen Frau gegeben. Ich fahre dort gleich hin. Schröder geht es immer noch schlecht. Der hatte vorgestern einen Alkoholrausch und kuriert sich immer noch aus-

-Wie redest du mit der jungen Frau dann?-

-Ich habe Zettel und Stift mit-

-Ben die junge Frau ist blind, erzählte Sarah-

-Oh, diese Info hatte ich nicht. Ich fahre hin und klingle. Wenn sie die Tür öffnet, erkläre ich mit meiner sexy Stimme, dass ich einen Kollegen hole, weil ich gehörlos bin-

-Guter Plan. Schreib, wenn es etwas Neues gibt-

Stefan beobachtete die anderen Fahrgäste aus dem Zug. Mimisch waren die meisten genauso spannend wie eine weiße Wand. Er versuchte sich vorzustellen, wie es ist nichts zu hören. Eine Welt ohne Musik, allein das ginge nicht. Musik war sein Ausgleich, das Balsam für die Seele, wenn er sich ausgebrannt und schlecht fühlte. Kino, Theater, Konzerte, alles kulturelle Veranstaltungen, an denen er nicht teilnehmen könnte. Wie viel einfacher wäre das Leben für seine Eltern, für Ben oder auch für ihn gewesen, wenn es mehr hörende Menschen gäbe, die die Gebärdensprache lernten. Stefans Handy vibrierte. Es war Ben.

-Kannst du mal die Nummer von der Dienststelle in Schleswig anrufen? Schröder reagiert nicht. Hier ist etwas komisch. Es öffnet niemand die Tür. Ich will in die Wohnung rein-

-Logo. Gib mal die Nummer-

Ben schickte Stefan die Nummer, der umgehend dort anrief.

Kurze Zeit später schrieb er seinem Kumpel, dass in zehn Minuten Verstärkung eintreffen werde.

Dann blieb es eine Weile still. Stefan war zwischenzeitlich in Hamburg am Hauptbahnhof angekommen. Er musste fast an das andere Ende des Bahnhofes, als eine Durchsage auf einen Wechsel des Bahnsteigs hinwies. Wieder eine Situation, in der seine Eltern eine wichtige Information nicht mitbekommen hätten.

-Stefan, die junge Frau wurde regelrecht hingerichtet. Ich kann dich nachher nicht vom Bahnhof abholen. Nimm dir ein Taxi. Ich komme nachher zu deinem Hotel-

16

Schröder traf bei der Wohnung der jungen Frau ein und schüttelte Ben die Hand. Dann holte er Schwung und trat mit einem heftigen Fußtritt die Haustür auf.

Ben waberte sofort ein merkwürdiger Geruch in die Nase. Es war eine Mischung aus normalem Wohngeruch, Alkohol und noch etwas. Eine Komponente kam ihm bekannt vor, die hatte er vor Kurzem bereits einmal wahrgenommen.

Schröder hielt seine Dienstwaffe schussbereit und betrat als erster die Wohnung. Vom Flur ausgehend sicherte er linkerhand das WC, Ben sah sich die Haustür genauer an. Das Schloss war durch das zärtliche Auftreten aus dem Holzrahmen gebrochen, aber Ben konnte erkennen, dass die Kette unversehrt geblieben war. Wenn sich jemand noch in der Wohnung aufhielte, dann wüsste der- oder diejenige jetzt über ihren Besuch Bescheid. Das musste laut gewesen sein, was auch immer laut bedeutet. Es rührte sich nichts. Ben sah sich weiter den Eingangsbereich an. Im Flur an der Wand hing ein Bogen, der sah zwar eher aus wie ein Minifahrrad mit den vielen Umlenkrollen, aber sicherlich war es ein Compoundbogen.

Schröder hatte zwischenzeitlich die Küche gesichert und bewegte sich langsam und wachsam weiter zum nächsten Raum vor. Er stieß die Tür des Wohnzimmers auf. Ben beobachtete seinen Kollegen und konnte seinen Gesichtszügen entnehmen, dass er etwas Schreckliches vorgefunden hatte. Ihm stand blankes Entsetzen ins Gesicht geschrieben.

Ben machte einmal kurz das Flurlicht an und aus, um die Aufmerksamkeit seines Kollegen auf sich zu lenken. Sofort sah Schröder zu ihm herüber und machte eine Bewegung, wie Halsabschneiden.

Mist, dachte Ben. Er sah sich weiter um, während Schröder bereits das Telefon am Ohr hatte. Wahrscheinlich benachrichtigte er die Leute von der Spurensicherung. Schröder entfernte sich wieder vom Wohnzimmer und sicherte den letzten Raum der Wohnung. Das Schlafzimmer, es war bis auf das Mobiliar leer.

Ben ging zum Tatort und sah sich die junge Frau an. Sie lag am Boden, kurz hinter dem Wohnzimmertisch in einer Pfütze aus Blut. Es war an den Rändern leicht angetrocknet. Er konnte Stichverletzungen an ihrem Hals und Handrücken erkennen.

Ben entdeckte einen Computertisch mit einem PC und einer Tastatur, die mit der Brailleschrift versehen war. Die junge Frau schien alleine zu leben. Wo befand sich eigentlich der Blindenstock? Ben vermutete ihn neben der Haustür, aber dort hatte er keinen gesehen, daran würde er sich erinnern. Innerhalb der eigenen Wohnung kannte sich ein blinder Mensch sicherlich so gut aus, dass er keinen Stock für die Orientierung benötigte.

Schröder trat ein und hielt ihm einen Notizblock entgegen.

-Ihr Name war Juliane Lauer. Sie lebte alleine und arbeitete bei einem Gynäkologen als Tasterin-

-Ist das ein Beruf?-

-Keine Ahnung, das weiß ich auch noch nicht. Denkst du das hängt mit unserem toten Herrn Knaack aus dem Bogenverein zusammen?-

-Vielleicht ist sie eine Zeugin und musste deshalb sterben-

-Ich konnte ihren Namen aber in dem Schießbuch nicht finden. Zumindest in den letzten zwei Monaten nicht. Trotzdem, vielleicht hat sie irgendetwas gesehen-

-Wenn eine blinde Person in Schleswig Augenzeugin sein kann, dann will ich als gehörloser Ermittler den Job für Abhöraktionen machen-

Ben grinste in sich hinein, blieb nach außen aber todernst.

-Stimmt, du hast völlig Recht. Das war dumm von mir-

-Nein, das war normal, alles gut. Wenn sie umgebracht wurde, weil sie eine Zeugin war, dann muss es noch einen weiteren Zeugen geben-

-Ja, sie wird sicher nicht alleine im Parcours gewesen sein, sie brauchte eine Begleitperson. Lass uns zurück zur Dienststelle, den Vorsitzenden des Vereins anrufen und ihre Eltern in Essen benachrichtigen-

Ben zeigte einen Daumen nach oben. Sie warteten bis die Spusi eingetroffen war und machten sich auf den Weg. Bens Blick fiel auf seine Uhr. Es war kurz nach 16 Uhr. Stefan müsste gleich am Bahnhof ankommen. Schnell schrieb er Schröder eine Notiz.

-Können wir einen Schlenker über den Bahnhof machen? Ein Kumpel kommt um 16.15 Uhr an-

Schröder gab ihm zu verstehen, dass es kein Problem war. Ben informierte schnell Stefan, dass er sich doch kein Taxi bestellen musste.

Am Bahnhof angekommen fragte Schröder: -Wer kommt denn?-

-Stefan, mein Kollege aus Essen. Er kommt aber privat und möchte sich drei Tage hier oben an der frischen Luft erholen-

Schröder grinste und zog mit seinem Zeigefinger zwinkernd das rechte Augenlid nach unten. Mit einfachen Gesten machte er verständlich, dass er im Auto wartete.

Schröder schaute tief beeindruckt zu, als Stefan und Ben gebärdender Weise zurückkamen. Ben wirkte lockerer als sonst. Das war einfach seine Sprache und Stefan, war der auch gehörlos? Zumindest wirkte es auf den ersten Blick so.

„Hi, ich bin Stefan. Nett, dass ihr mich abholt."

Er reichte Schröder die Hand.

„Ah cool, du kannst hören. Das sah gerade gar nicht danach aus."

„Naja die Gebärdensprache ist eigentlich meine Muttersprache, weil ich die zu Hause zuerst gelernt habe.

Dann kam irgendwann im Kindergarten die Lautsprache hinterher."

„So und du kommst, um dich zufällig hier oben im Norden zu erholen?"

Schröder lächelte Stefan an.

„Ich kann übrigens hören, mit mir musst du nicht gebärden."

„Ja, ich weiß. Wenn Ben dabei ist, begleite ich mein Gesprochenes immer mit Gebärden, damit er unserer Unterhaltung folgen kann“, erläuterte Stefan.

„Oh Mann, ein Fettnapf nach dem nächsten. Heute ist irgendwie mein Fettnapftag, vorhin habe ich eine Blinde zu einer Augenzeugin machen wollen.“

Schröder haute sich mit der flachen Hand gegen die Stirn.

„In welchem Hotel steckst du?“, wollte er wissen.

„Hotel Till Sammans, das ist ein kleines Hotel am Hafen. Die beschäftigen Menschen mit Behinderungen. Fand ich irgendwie sympathisch“, fügte Stefan hinzu.

„Ja, das kenne ich. Wir fahren dich kurz herum, bevor Ben und ich zurück ins Büro müssen.“

„Alles klar, danke euch. Vielleicht habt ihr heute Abend Lust essen zu gehen“, meinte Stefan.

„Bestimmt. Ich würde mich freuen, wenn wir heute Abend zusammen essen oder einfach nur ein Bier trinken. Wir melden uns“, entgegnete Schröder.

Sie verabschiedeten sich kurz am Auto, viel Gepäck hatte Stefan für drei Tage nicht mitgenommen, das schaffte er auch alleine.

*

Auf dem Flur des Dienstgebäudes begegnete Schröder Helene. Sie war gekommen, um ihre Fingerabdrücke abzugeben. Ihre Blicke trafen sich kurz. Beide warfen sich ein unauffälliges Lächeln zu, welches den Adleraugen von Ben nicht entging. Heute Abend würde er Schröder darauf ansprechen, sobald sie das ein oder andere Bier intus hatten.

Im Büro lagen bereits zahlreiche Ergebnisse von der Spurensicherung und der Obduktionsbericht des Getöteten vor. Der Pfeil war die Todesursache, er hatte die Hauptschlagader im Hals durchtrennt, woraufhin Theo Knaack verblutete.

Auf dem Todespfeil waren Fingerabdrücke von zwei verschiedenen Personen sichergestellt worden. Einer der Fingerabdrücke stimmte mit denen von Arne Gregersen überein.

Die Schuhabdrücke, von denen Ben vermutete, dass Theo Knaack möglicherweise mit gefesselten Füßen in den Wald abgeführt wurde, passten von Größe und Gewicht nicht.

Nachdem die beiden Kommissare alle Unterlagen gesichtet hatten, tippte Ben seinem hörenden Kollegen eine Nachricht auf sein Laptop.

-Es wird eng für Arne-

-Ja, fast ein bisschen zu einfach, aber es spricht alles dafür. Der Familienhass, die Jahreshauptversammlung, Arne hat keine entlastenden Zeugen und er war am Tattag im Parcours-

-Ich werde zu Arne fahren und ihn mit den schwerwiegenden Beweisen konfrontieren. Mal sehen, was er macht-

-Ich komme mit-

17

Ben öffnete die Tür des Vernehmungszimmers. Es waren wieder zwei Polizisten zugegen. Einer der beiden schien sich gemerkt zu haben, dass Arne für eine reibungslose Kommunikation seine Hände benötigte. Mit hochgezogenen Augenbrauen sah er fragend zu Ben herüber und tippte auf die Handgelenke. Ben nickte.

„Moin“, gebärdete Arne. „Bist du gekommen, um mir die Schuld an dem Tod von diesem Arschloch zu geben?“

„Ja.“

Ben beobachtete aufmerksamer als sonst, welche Reaktion diese Nachricht in Arne auslöste.

„Quatsch! Echt?“

Arne reagierte bestürzt. Seine Augen wanderten hektisch auf dem Boden hin und her, als wenn er nach entlastenden Beweisen suchte. Irgendetwas musste es geben. Dann sah er Ben in die Augen.

„Welche Beweise liegen gegen mich vor?“

„Deine Fingerabdrücke konnten auf dem Pfeil sichergestellt werden, mit dem Theo Knaack getötet wurde.“

Wieder wanderten Arnes Augen hektisch von links nach rechts, während er auf den Boden starrte.

Plötzlich schaute er wieder auf, blickte den gehörlosen Kommissar abschätzend an und fragte: „Du testest mich. Stimmt?“

Ben schob ihm gebärdenlos den Bericht der Spurensicherung über den Tisch. Arne konnte sich versichern, dass die Fingerabdrücke übereinstimmten.

„Woher weiß ich, dass das hier meine sind? Ich habe doch gar keine abgegeben.“

„Die waren in deiner Akte. Du bist in der Vergangenheit bereits erkennungsdienstlich erfasst worden.“

Ben musterte den gehörlosen Hauptverdächtigen geduldig weiter. Die Atmosphäre, die Arne ausstrahlte, wirkte ehrlich. Konnte Arne so gut schauspielern?

„Ich war das nicht. Ich schwöre es, ich war das nicht. Klar finde ich den scheiße und freue mich, dass er tot ist, aber ich war es nicht.“

„Hast du eine Idee, wie deine Abdrücke auf diesen Pfeil gekommen sind?“, fragte Ben.

„Ne, ich sage jetzt gar nichts mehr. Ich will einen Anwalt mit Dolmetscher."

„Klar, verstehe ich. Hast du einen Anwalt? Ich sorge dafür, dass ein Gebärdendolmetscher anwesend ist. Hast du einen Stammdolmetscher?"

„Ja, die Dolmetscherzentrale soll einen schicken. Die kennen mich und die wissen auch einen Anwalt."

„Ok, ich kümmere mich."

Ben verabschiedete sich kurz von Arne und verließ wieder den Raum.

Schröder saß im Nebenraum und hatte alles durch die verspiegelte Scheibe beobachtet. Verstehen konnte er zwar nichts, aber er nahm anhand der Kopfbewegungen des Tatverdächtigen an, dass er den Mord abstritt.

-Lass mich raten. Er sagt, er war es nicht-

-Ja, das sagt er. Er will einen Anwalt und einen Dolmetscher von der Zentrale-

-Ok. Ich rufe dort an, die Nummer habe ich im Büro. Hat er gesagt, ob er einen Anwalt hat?-

-Frag mal bei der Dolmetscherzentrale nach. Er sagt, sie kennen ihn und wissen vielleicht auch einen Anwalt. Machen wir danach Feierabend? Dann schreibe ich Stefan-

-Lass mich noch versuchen in Kiel anzurufen. Vielleicht erwische da jemanden-

Ben zeigte seinen Daumen nach oben, klappte seinen Laptop zu und stand auf. Er schrieb Stefan eine SMS.

-Kann man in deinem Hotel auch essen?-

Die Antwort kam prompt.

-Ja, die Speisekarte sieht ganz nett aus. Dein Kollege schien das auch schon zu kennen. Ich setze mich an die Bar und warte auf euch-

Schröder kam und hielt Ben einen Notizzettel hin.

-Beides für übermorgen organisiert. Anwalt und Dolmetscher sind um 10 Uhr da-

Dann gebärdete er stolz „Feierabend", denn die Gebärde hatte ihm Ben gleich am ersten gemeinsamen Arbeitstag gezeigt.

Als sie das Hotel „Till Sammans" erreichten, saß Stefan bereits mit einem frisch gezapften Flensburger Pilsner aus einem Tulpenglas am Tresen und grinste breit.

„Na Jungs? Alles gut?"

„Ja und nein. Wir haben aller Voraussicht nach den Täter", gebärdete Ben.

„Du siehst aber aus, als wenn du daran noch Zweifel hast. Ich kenne dich doch, mein Freund. Was sagt deine Spürnase?“

„Spürnase?“, lachte Schröder. „Ist das sein Spitzname?“

„Bens Nase und Spürsinn waren schon in dem ein oder anderen Fall sehr behilflich. Aber ich sehe es ihm auch so an, dass ihm irgendetwas nicht passt. Habe ich Recht?“

Ben nickte.

„Übersetzt du in deinem Urlaub oder soll ich meinen Laptop herausholen? Ist nicht schlimm, wenn du keinen Bock hast.“

„Alles gut, ich vermisse das schon richtig. Ich habe Gebärdensprachentzug, nachdem mich mein Vater aus der Klinik geworfen hat. Mama hat die Operation zum Glück gut überstanden, ist ansprechbar und hat jetzt auch Ansprüche auf einen Dolmetscher. Ich übersetze sehr gerne.“

„Danke. Das ist zu einfach und ich glaube Arne. So gut kann der nicht schauspielern oder er war auf Droge und erinnert sich an nichts mehr. Aber der war es nicht.“

Ben beobachtete nun prüfend die Mimik von Schröder.

„Was mich irritiert ist der zweite Mord. Für diese Tatzeit hat er ein wasserdichtes Alibi. Warum wurde Juliane Lauer umgebracht?“, überlegte Schröder.

„Haben wir Hinweise, wem die anderen Fingerabdrücke gehören?“, hakte Ben nach.

„Es haben noch nicht alle Schützen ihre Fingerchen in unserer Tinte gewälzt. Helene Petersen war heute ja da deswegen.“

„Helene, richtig. Was waren das eigentlich für Blicke zwischen euch?“, grinste Ben.

„Glaub mir Schröder, Ben entgeht nichts. Der hat den Röntgenblick. Ich bin ja privat hier, mir kannst du ruhig alles erzählen.“

Stefan war neugierig.

„Ich schweige und Ben kann ohne mich eh nicht petzen.“

Stefan rammte seinem Kumpel den Ellenbogen in die Rippen.

„Stimmt nicht. Ich kann mit meiner sexy Stimme echte Geheimnisse ausplaudern und die Leute werden mir an den Lippen hängen. Das weißt du doch.“

Bei dem Gedanken an die Reaktion von Hörenden, die keine Ahnung von Gehörlosen hatten, prustete Ben sein halbes Bier über den Tisch.

„Nein keine Angst. Wir schweigen beide und nun erzähl.“

„Ich war bei Helene, um noch ein paar Unklarheiten zu beseitigen. Ich wollte sie um die freiwillige Abgabe ihrer Fingerabdrücke bitten und sie darauf vorbereiten, dass sie Leute von der Spusi ihre Stiefel bräuchten. Es fing harmlos mit einem Kaffee an und endete in einem Whiskeygelage. Ich weiß gar nicht mehr genau, wie es dazu kam. Ist ja auch egal.“

Schröder wiegelte ab.

„Jungs, das kann ich nicht erzählen, wenn davon einer Wind bekommt, bin ich den Fall los.“

„Schröder, ich bin privat hier. Wir sind alle nur Männer und jetzt erzähl weiter“, bohrte Stefan weiter

Ben gebärdete jetzt so, dass sogar ein Schröder das ohne Dolmetschen verstand.

„Und wenn ich rede, dann darfst du mich erschießen.“

„Also gut, ich vertraue euch. Sie erzählte irgendwann von ihrem Brustkrebs und dass man ihr beide Brüste abgenommen hatte. Nach der Flasche Whiskey bot sie mir an, mal anzufassen. Als ich ihren BH auszog, fielen auch die weiblichen Wölbungen. Es war blank darunter.“

Schröder sah in zwei Gesichter, die denen zweier Jugendlicher glichen.

„Und dann?“, wollte Stefan wissen.

„Gerade als wir richtig loslegen wollten, bollerte das von außen an die Wohnungstür.“

„Scheiße, ihr habt hoffentlich nicht aufgemacht?“, erkundigte Stefan sich weiter.

„Doch, leider. Es war der ebenso betrunkene Nachbar, der seinen Schlüssel verloren hatte und seinen Ersatzschlüssel haben wollte. Den hat er immer bei Helene deponiert.“

„Mist“, gebärdete Ben und auch das konnte Schröder so verstehen.

„Wenn der Fall gelöst ist, dann könnt ihr mit Kapitel zwei eurer Lovestory fortsetzen“, erklärte Stefan und klopfte Schröder freundschaftlich auf die Schulter.

Sie guckten zu Ben herüber.

„Guck mal, Ben ist gerade ganz woanders.“

Stefan zeigte auf seinen gehörlosen Kollegen.

„Was macht er? Der ist ja richtig weg."

„Er holt sich jetzt entweder Gerüche oder Geschmack in sein Gedächtnis zurück. Ben kann die Luft schmecken wie ein Sommelier den guten Wein", erklärte Stefan.

„Hört er jetzt nicht mit, was wir reden? Oder ist er wie in Trance?"

Schröder war beeindruckt.

„Naja, mit dem Hören hat er es ja eh nicht so", lachte Stefan.

„Ich Depp, jetzt merke ich erstmal, wie wenig Gedanken ich mir darüber gemacht habe."

„Lass mich raten, Ben hat sich am Tatort genauso hingelegt, wie die aufgefundene Person gelegen hat. Stimmt´s?"

„Ja, das stimmt. Und er hat Schuhabdrücke entdeckt, die aussahen, als wenn einer den Getöteten mit Fußfesseln abgeführt hätte. Leider passte weder das Gewicht noch die Größe. Keinem von uns aufgefallen waren die merkwürdigen Abdrücke aufgefallen."

„Ben ist unglaublich im visuellen Abscannen von Tatorten. Er liebt Tatorte in der Natur. Die Pflanzen, die Erde und die Bäume sind seine stummen Zeugen, weil sie alles speichern. Er puzzelt sich nach und nach Informationen aus ihnen heraus. So wie jetzt.“

Plötzlich schaute Ben auf und sah beide an.

„Jungs, ich glaube ich weiß, wer der andere Zeuge ist. Wir müssen sofort zu Helene, bevor noch ein Mord geschieht!“

18

Gisela versuchte Helene zu erreichen. Sie ging aber nicht an ihr Telefon. Vielleicht war sie noch einkaufen oder spontan Bogenschießen gegangen.

Endlich war sie selbst mal dazu gekommen, ihre Schränke und Regale von Vergangenem zu befreien. Die alte Box mit Familienbildern fiel ihr bei der Aufräumaktion wieder in die Hände. Die musste sie unbedingt Helene zeigen. Gisela würde später direkt bei der Wohnung vorbeigehen. Die lag auf dem Weg zur Altkleiderkammer, wo sie die aussortierten Klamotten und Schuhe abgeben wollte.

Aufräumen war so wichtig im Leben, man sollte Dinge hinter sich lassen können. Dem Hier und Jetzt sollte viel mehr Beachtung geschenkt werden. Wie oft man sich gedanklich mit der Vergangenheit oder der Zukunft beschäftigte. Aber was konnte man daran ändern? Nichts. Vergangenes blieb Vergangenes und die Zukunft kam vielleicht ganz anders, als man dachte.

Gisela packte die Taschen mit den Altkleidern zusammen und verließ das Haus. Anschließend ging sie, wie geplant zu der Wohnung von Helene. Es klebte ein Zettel an der Wohnungstür.

-Sehr geehrte Helene Petersen, bitte melden Sie sich umgehend bei Kommissar Schröder-

Komisch, dachte Gisela, sie zog einen Haustürschlüssel heraus, öffnete die Tür und betrat die Wohnung.

„Helene?“, rief Gisela.

In dieser Sekunde änderte sich bei Gisela alles. Ihre Mimik wurde weich, ihre Stimme sanfter und ihre Bewegungen graziler, die Härte in ihrer Ausstrahlung verblasste nach und nach. Mehr und mehr kam eine andere Persönlichkeit zum Vorschein.

Der Blick fiel diesmal von innen erneut auf den Zettel an der Eingangstür.

-Sehr geehrte Helene Petersen, bitte melden Sie sich umgehend bei Kommissar Schröder-

´Na nu´, dachte Helene. ´Was will denn der nette Kommissar von mir?‘

Helene wählte die Nummer, die Schröder ihr hinterlassen hatte. Der Apparat der Dienststelle wurde sofort abgenommen. Helene hatte den Namen nicht richtig verstanden und fragte vorsichtig nach.

„Schröder? Bist du es?“

„Helene, ja. Wie gut, dass du dich meldest. Wir benötigen dringend deine Hilfe. Kannst du mit deinem Bogen und Pfeilen zu uns in das Präsidium kommen?“

„Kein Problem, ich mache mich gleich auf den Weg.“

Sie freute sich ihn wiederzusehen und dass er ihre Hilfe brauchte.

Bereits zwanzig Minuten später stand sie mit Pfeil und Bogen bei Schröder und Ben im Büro.

„Wie kann ich euch weiterhelfen?“, wollte Helene aufgeregt wissen.

„Kannst du uns bitte einmal zeigen, wie du einen Pfeil für den Abschuss vorbereitest und uns das erklären?“, fragte Schröder.

„Klar, also man hat die Pfeile in einem Köcher. Meinen Köcher befestige ich an dem Gürtel, so dass er am rechten Bein herunterhängt. Dann nimmt man sich einen Pfeil heraus, nockt ihn hier unter diesem Punkt an der Sehne ein und achtet darauf, dass die Leitfeder zu einem zeigt. Ich schieße einen selbstgebauten Bogen, da habe ich kein Fenster im Bogen, sondern lege den Pfeil auf die Hand, die den Bogen hält. Man positioniert sich zum Ziel und hebt den Bogen an.“

Helene zeigte das einmal, indem sie kurz in die Ecke des Büros zielte.

Der gehörlose Kommissar tippte schnell etwas in sein Laptop ein. Was, das konnte Helene nicht sehen. Er schob es Schröder herüber, dieser stimmte ihm zu.

„Helene, gibt es Situationen, in denen man einen Pfeil weiter vorne anfasst? Also mehr in Richtung Spitze?"

„Ja natürlich. Wenn du zum Beispiel einen Pfeil aus dem Ziel wieder herausziehen willst. Ich fasse meine Pfeile dann ganz weit vorne an, damit mir die Holzpfeile nicht brechen oder verbiegen. Aber das macht man eigentlich unabhängig vom Material. Die meisten Schützen fassen die Pfeile beim Ziehen weiter vorne an."

Schröder tippte etwas in den Laptop zurück.

„Ach übrigens, deine Fingerabdrücke waren nicht auf dem Pfeil. Danke, dass du sie abgeben hast", lächelte Schröder sie an.

„Braucht ihr mich noch?", wollte Helene wissen.

„Nein, nicht das ich wüsste. Wir melden uns sonst bei dir. Ich weiß ja, wo du wohnst", grinste er.

Als Helene gerade gehen wollte, stoppte Ben sie.

Er holte sein Laptop und tippte: *-Kennen Sie die blinde Schützin im Verein?-*

Helene nickte und schrieb zurück.

-Ja, das ist Juliane-

-Kennen Sie auch die Begleitperson von ihr? Wir haben nichts im Schiessbuch gefunden-

-Ja, das ist Gisela-

-Danke. Vielleicht brauche ich nochmal Ihre Hilfe, dann melde ich mich und bestelle mir einen Dolmetscher dazu-

Ben lächelte sie an und gab ihr die Hand zum Abschied.

Als die Tür des Büros zuging, schrieb Ben erneut: *-Die Fingerabdrücke von Arne Gregersen sind mehr zur Pfeilspitze hin, vielleicht hat er den Pfeil kurze Zeit vorher einmal aus einem Ziel gezogen oder gefunden. Das möchte ich Arne fragen. Das kann ihn entlasten und wir müssen wissen, wem die anderen Fingerabdrücke gehören, und wir brauchen die Adresse von dieser Gisela-*

Schröder nickte und versuchte sich in einfachen Gebärden. Er zeigte auf Ben, machte die Gebärde für Auto und Handschellen.

Den Rest tippte er wieder ein: -Ich klemme mich hinter die Adresse von Gisela und frage, ob es etwas Neues wegen der Fingerabdrücke gibt-

Beide verließen das Büro.

Ben schickte Stefan eine SMS.

-Ich fahre kurz zu unserem gehörlosen Verdächtigen, ich habe etwas gefunden, was ihn entlastet. Ich muss dich danach sofort sehen. Es ist sehr wichtig-

19

„Hi Ben, was gibt es? Schröder gar nicht dabei?“

„Nein, das muss ich mit dir alleine besprechen, weil es erstmal nur ein komisches Gefühl ist oder eher ein Geruch.“

„Ok, erzähl“, forderte Stefan gebannt auf. „Wenn du einen komischen Geruch hast, dann ist das wichtig.“

„Als ich meinen ersten Schritt in die Wohnung der ermordeten, blinden Schützin machte, fiel mir ein Geruch auf, den ich kurz vorher schon einmal wahrgenommen hatte. Jetzt ist mir eingefallen, wann und um welchen Geruch es sich handelt.“

„Ich bin gespannt wie ein Flitzebogen“, grinste Stefan und guckte ob Ben den Witz verstanden hatte, aber der war zu konzentriert seine Puzzleteile zusammenzusetzen.

„Also, Schröder hatte doch gestern Abend von dem Whiskeygelage mit Helene erzählt.“

„Ja, stimmt.“

„Er hatte am nächsten Morgen eine Alkoholfahne. Die hatte den gleichen Geruch, wie in der Wohnung der Getöteten.“

„Denkst du, dass Helene etwas mit dem Mord an der jungen Frau zu tun hat?“

Ben nickte.

„Ich weiß nur noch nicht warum. Sie hatte uns vorhin auf dem Präsidium gezeigt, wie man einen Pfeil für den Schuss vorbereitet, weil ich sehen wollte, wo man den Pfeil dann anfassen muss. Ich fragte sie, ob sie die blinde Schützin des Vereins kennt und deren Begleitung. Sie hatte für eine Hundertstelsekunde einen merkwürdigen Gesichtsausdruck.“

„Du meinst diesen Blick, den man bewusst nicht steuern kann?“

„Ja. Was mach ich nun mit meinem Verdacht und Schröder? Ich glaube er mag sie.“

Ben zog besonders fragend seine Augenbrauen nach oben.

„Was macht Schröder gerade?“, erkundigte Stefan sich.

„Er bringt die Adresse von der Begleitperson der blinden Schützin in Erfahrung und hakt nach, ob mittlerweile mehr über die Fingerabdrücke bekannt ist.“

„Gut, dann fahre du zurück zu eurem Büro und warte ab, was er herausgefunden hat. Ich denke darüber nach, wie wir mit deinem Verdacht umgehen."

„Hast du irgendeine Idee, wie oder ob diese beiden Morde zusammenhängen?", wollte Stefan noch wissen.

„Noch nicht", antwortete Ben knapp und machte sich auf den Weg.

Schröder war bereits wieder da und winkte Ben zu sich heran.

-Die Fingerabdrücke auf dem Pfeil stammen von der getöteten, blinden Bogenschützin und die Adresse von der Gisela Petersen habe ich auch. Wie hängen diese Morde nur zusammen? Das ist kein Zufall, dass die Fingerabdrücke von Juliane Lauer auf dem Pfeil des erschossenen Theo Knaack sind-

-Das denke ich auch. Es muss einen Zusammenhang geben. Arne Gregersen hat übrigens ausgesagt, dass er zwei Tage vorher im Parcours war und einen Fremdpfeil am Einschießplatz aus einer Scheibe gezogen hatte. Pfeile von anderen Bogenschützen, die man findet, kommen alle in eine Pfeilebox. Da hatte er den hineingesteckt. Ich glaube ihm-

-Lass uns zu der Wohnung von Gisela Petersen fahren, die weiß sicher noch nichts von dem Tod ihres blinden Schützlings-

Ben nickte nachdenklich. Er musste unter irgendeinem Vorwand Helene Petersen alleine treffen und Stefan als Dolmetscher ausgeben.

-Fahr du alleine zu der Wohnung, ich möchte nochmal in den Parcours- log Ben.

-Wie kommst du dahin?-

-Ich nehme mir ein Taxi-

Schröder lächelte und nickte.

Sofort, nachdem sein Kollege in den Dienstwagen eingestiegen war, schrieb Ben Stefan an.

-Wir müssen uns schnell bei der Helene treffen. Du bist offiziell mein Dolmetscher. Adresse schicke ich dir mit der nächsten Nachricht-

20

Zeitgleich trafen Stefan und Ben an der Wohnung im Schützenredder in Schleswig ein und klingelten bei Helene Petersen.

Sie öffnete freundlich die Tür.

„Hallo Frau Petersen, ich bin es Ben Glienke, der gehörlose Kommissar. Ich habe mir diesmal einen Gebärdendolmetscher mitgenommen, damit die Kommunikation angenehmer ist."

„Gerne, kommen Sie herein. Darf ich Ihnen einen Kaffee anbieten?"

„Nein danke, das ist nicht nötig", übersetzte Stefan.

„Wie kann ich behilflich sein?"

„Erzählen Sie mir alles, was Sie über Gisela wissen. Gisela, die Begleitung von Juliane."

Ben wiederholte mit Absicht den Namen. Er hoffte, in ihrer Mimik eine Reaktion hervorzurufen und es geschah.

Die Mimik von Helene Petersen wurde ernst.

„Wer will das wissen?", fragte sie knapp.

Stefan gebärdete kurz: Ben ihre Stimmlage ist anders.

„Ich will das wissen."

„Wer sind Sie?", war die Gegenfrage.

„Ich bin Ben Glienke und führe Ermittlungen in zwei Mordfällen durch. Eine der getöteten Personen ist die blinde Schützin Juliane."

Stefans Blick verriet, dass er verwirrt war, es aber zu verbergen versuchte.

„Gisela, was können Sie mir dazu sagen?", hakte Ben nach.

„Juliane musste sterben", antwortete sie kalt.

„Warum?"

„Weil sie jemanden erschossen hat."

Der Blick von Gisela war leer.

Ben schaute ihr direkt in die Augen, aber dahinter befand sich ein Nichts.

„Wen hat sie erschossen?", fragte Ben mit Stefans ruhiger Stimme.

„Theo Knaack."

„Warum erschoss sie Theo Knaack?"

„Weil er ein Schwein war und es nicht anders verdient hat", kam zur Antwort.

Stefan und Ben tauschten kurz Blicke aus.

Ben gebärdete zu Stefan: „Wir müssen schnell versuchen, Helene zurückzuholen. Die laden wir aufs Präsidium ein und wiederholen das. Das glaubt uns keiner, was hier passiert.“

Stefan stimmte zu.

„Helene?“

Stille.

„Helene?“

Die Mimik der Frau wurde wieder weicher und sie blickte die beiden freundlich an.

„Wo waren wir stehen geblieben?“, erkundigte sie sich ruhig.

„Ich wollte fragen, ob Sie morgen früh noch einmal zu uns ins Büro kommen können. Mein Kollege Schröder und ich brauchen nochmals Ihre Hilfe“, schwindelte Ben.

„Kein Problem, sehr gerne. Gleich morgen früh um 8 Uhr?“

„Perfekt, ich danke sehr herzlich für das nette Gespräch“, übersetzte Stefan seinen gehörlosen Freund.

Sie verabschiedeten sich höflich und verließen fast fluchtartig das Wohnhaus.

„Ben, was war das?“

„Das ist eine Identitätsstörung oder Persönlichkeitsstörung. Was das genau ist, müssen die Psychologen klären. Schröder schmeißen wir morgen ins kalte Wasser und wir machen das genauso, wie heute. Ich werde lediglich abklären, ob ich dich zum Dolmetschen nehmen darf.“

„Gut, ich werde bis dahin in der Nähe der Wohnung bleiben, wer weiß was noch passiert. Zur Not alarmiere ich deine Kollegen sofort.“

21

Die Bürotür öffnete sich und Ben kam herein. Er gebärdete „Guten Morgen“.

Das konnte Schröder mittlerweile natürlich verstehen.

Ben tippte: *-Ich habe noch ein paar Fragen an Helene. Sie kommt um 8 Uhr. Ich hatte sie gestern kurz gefragt, war mit Stefan in der Nähe. Vielleicht hat sie ein paar Hinweise über Vereinsmitglieder. Wir müssen wissen, wie die beiden Morde zusammenhängen. Hast du gestern Gisela in der Wohnung angetroffen?-*

Natürlich kannte Ben die Antwort bereits, aber er wollte sich trotzdem erkundigen.

-Nein, leider nicht. Hast du einen Dolmetscher für gleich oder nehmen wir deinen Laptop?-

-Ich hatte Stefan gestern gefragt, der hat ja in jedem Fall Zeit–

Ben grinste verlegen.

-Prima, das ist doch perfekt. Ich habe nichts dagegen-

Pünktlich um 8 Uhr ging die Tür des Büros erneut auf und Helene und Stefan kamen zusammen herein.

„Guten Morgen“, strahlte Helene in die Runde und Stefan übersetzte automatisch.

Er befand sich bereits im Dolmetschermodus.

„Guten Morgen Helene.“

Schröder strahlte ebenso.

„Wie kann ich euch weiterhelfen?“

Stefan und Ben hatten abgesprochen, dass sie die gleichen Fragen wie am Tag zuvor stellen wollten.

„Erzählen Sie mir alles, was Sie über Gisela wissen. Gisela, die Begleitung der blinden Juliane. Sie kennen doch Gisela?“

Die Mimik von Helene änderte sich wieder.

„Wer will das wissen?“, fragte sie knapp.

„Ich.“

„Sind Sie der Typ von gestern?“, war die Gegenfrage.

„Ja, der bin ich. Ben Glienke.“

Schröder starrte mit geöffnetem Mund in die Runde und wusste nicht, was geschah.

„Gisela, was wissen Sie?“, bohrte Ben.

„Juliane musste sterben“, antwortete sie kalt.

„Warum?“

„Weil sie jemanden erschossen hat.“

Da war er wieder, dieser leere Blick.

„Wen hat sie erschossen?“, fragte Ben mit Stefans ruhiger Stimme.

„Theo Knaack.“

„Warum erschoss sie Theo Knaack?“

„Weil er ein Schwein ist!“

„Hat Juliane ihn bewusst erschossen?“, fragte Ben.

„Nein. Sie konnte ihn nicht sehen“, erklärte Gisela.

„Wer hat Theo Knaack dann ermordet?“

„Juliane, auch wenn sie es nicht sehen konnte. Sie war es, die den tödlichen Pfeil löste.“

Schröder zuckte zusammen. Was spielte sich hier gerade ab, das war doch nicht Helene.

„Aber warum?“

„Weil ich es so wollte. Juliane und ich sind ein gutes Team. Gemeinsam treffen wir ins Kill, wenn wir wollen. Wir haben sogar schon einen Wanderpokal aus Dänemark nach Deutschland geholt, weil wir so gut sind.“

„Gisela, haben Sie Juliane dafür benutzt Theo Knaack zu töten?“

Ben faszinierte dieser mimische Unterschied, obwohl ein und dieselbe Person vor ihm saß.

„Möglich, ich habe aber nicht geschossen.“

„Das habe ich verstanden. Warum wollten Sie, dass Juliane Theo Knaack erschießt?“

„Weil er ein Mörder ist!“

Giselas Augen wurden bohrend feindlich. Wenn Blicke töten könnten, würden jetzt auf der Stelle alle umfallen, dachte Schröder.

„Wen hat er ermordet?“

„Meine Zwillingsschwester Helene und dafür musste er bezahlen.“

Nun stutzte auch Ben.

„Warum tötete er Helene?“

„Er was unser großer Bruder und hat uns gehasst, weil wir uns hatten. Er hatte niemanden, außer unseren prügelnden Vater und eine Mutter, die alles gedeckt hat.“

„Warum tötete er nur Helene und nicht auch Sie?“

„Ich habe zugesehen, wie er Helene in den leeren Silo hineingestoßen hat. Sie muss mit dem Kopf aufgeschlagen sein. Ich hatte mich hinter einem Busch versteckt und gewartet, bis er weg war. Als ich zwei Stunden später nachgesehen hatte, lag sie unten auf dem Betonboden. Eine riesige Pfütze mit Blut um sie herum."

„Was haben Sie dann gemacht?"

„Ich habe mich wieder versteckt und gewartet. Irgendwann brüllten meine Eltern nach uns und suchten uns. Sie fanden Helene, aber mich nicht."

„Was geschah dann?"

„Sie holten Helene aus dem Silo und verbuddelten sie auf unserem Hof. Sie haben am nächsten Morgen Helene als vermisst gemeldet."

„Warum haben Sie nichts gesagt?"

„Weil sie mich dann auch totgeprügelt hätten. Ich habe zehn Jahre kein Wort gesprochen, bis ich von zu Hause auszog."

Ben musste jetzt herausfinden, ob Gisela auch Juliane auf dem Gewissen hatte, was erklären würde, warum er diesen Whiskeygeruch in der Wohnung der Getöteten gerochen hatte.

„Gisela, haben Sie Juliane getötet?"

„Ja, sie war ein ehrlicher und kluger Mensch. Wenn sie von dem Toten im Parcours erfahren hätte, dann hätte sie gewusst, dass sie es war. Nach dem Lösen des Pfeils hörte sie das Fallen von Theo Knaack. Das Sterben war leise, aber das Hinfallen seines Körpers ließ sie aufhorchen."

„Sagte Juliane etwas zu dem Geräusch?"

„Sie fragte, ob sie ein Tier getroffen hätte. Ich beruhigte sie und sagte, dass ich nachsehen werde. Ich lief zu Theo Knaack, sah, dass der Pfeil perfekt platziert war und ging zurück. ´Es war nur ein Backstop, der umgefallen ist, nichts weiter´."

„Hatte Juliane Ihnen das geglaubt?"

„Ja."

„Es war eine besondere Pfeilspitze auf dem Pfeil. Wie haben Sie das gemacht?"

„Ich ließ den Pfeil zwei Tage vorher in einer Scheibe stecken, damit jemand anderes den herauszieht und in die Pfeilebox steckt."

„Wegen der Fingerabdrücke?"

„Ja, den Pfeil holte ich einen Tag vorher aus der Box und präparierte ihn mit einer Jagdspitze und dem gewonnen Gift aus einer Eibe. Kurz bevor Juliane sich ihren Gürtel angelegte, steckte ich den Pfeil in ihren Köcher. Ich weiß, in welcher Reihenfolge sie ihre Pfeile herauszieht."

Schröder zeigte unauffällig das Time-Out-Zeichen zu seinem gehörlosen Kollegen.

„Gisela, möchten Sie etwas trinken?", fragte Ben.

„Ja, Wasser ohne Kohlensäure."

Ben gebärdete zu Stefan: „Schnapp dir Schröder und hole Wasser für Gisela oder Helene. Ich denke nach, wie wir weiter machen und bleibe bei Gisela."

Stefan schlupfte aus seiner Dolmetscherrolle heraus und sagte zu Schröder: „Zeigst du mir, wo wir Getränke bekommen?"

„Äh, ja."

Die beiden verließen den Raum und Ben verharrte mit Gisela weiter im Büro. Gisela signalisierte, dass sie etwas aufschreiben wollte. Ben schob ihr einen Zettel und Stift über den Tisch.

-Bin ich festgenommen?-

-Haben Sie schon Handschellen an?-

-Nein-

-Dann sind Sie noch nicht festgenommen-

Die Tür öffnete sich und die beiden Herren betraten mit Wasser bewaffnet das Büro.

„Ein Glas Wasser für Sie, bitte!“, sagte Schröder und stellte es vor Gisela.

Das diese Frau Helene sein sollte, wollte er nicht glauben. Ben war der Meinung, dass es an der Zeit war, Helene zurückzuholen.

„Helene?“, Stefan übersetzte.

Nichts geschah.

„Helene, wir brauchen deine Hilfe!“

Ein mimischer Wechsel.

„Ach, guten Morgen nochmal. Wie kann ich euch denn jetzt behilflich sein?“

Schröder saß da, wie versteinert. Ben ergriff das Wort.

„Liebe Helene Petersen, erinnern Sie sich an die letzten zehn Minuten?“, fragte der gedolmetschte Ben.

„Ja, ich denke schon. Warum?“

„Woran erinnern Sie sich?“

„Daran, dass ich gerade eben euer Büro betreten habe und fragte, wie ich euch behilflich sein kann.“

Helene guckte verdutzt.

„Wie viel Uhr war es, als Sie hier ankamen?“

„Genau 8 Uhr, vielleicht auch zwei Minuten nach 8 Uhr.“

„Schauen Sie mal auf die Uhr“, forderte Ben sie auf.

„Es ist 8.20 Uhr. Huch, das verstehe ich nicht. Ich bin pünktlich aus dem Haus.“

Helene sah auf ihre Armbanduhr, die ebenfalls 8.20 Uhr anzeigte. Dann sah sie zu Schröder hinüber, der betreten seinen Blick abwendete.

„Habe ich etwas falsch gemacht?“, fragte sie verunsichert.

„Nein, du nicht Helene“, antwortete Schröder.

Jetzt ergriff er das Wort.

„Hast du eine Schwester?“

„Ja, ist ihr etwas zugestoßen?“

„Nein, ich wundere mich nur, warum du mir an unserem Abend von ihr nichts erzählt hattest.“

Schröder blickte Helene tief in die Augen und versuchte krampfhaft zu erkennen, ob Helene nur schauspielerte.

„Oh, das tut mir leid. Gisela ist manchmal etwas barsch und komisch, deswegen gehe ich damit nicht hausieren, dass sie meine Zwillingsschwester ist“, folgte eine ehrlich gemeinte Erklärung.

Ben schob Schröder einen Zettel über den Tisch.

-Sie sagt die Wahrheit. Wir brauchen hier einen Psychiater-

Schröder las und nickte.

„Ich muss mich einmal kurz entschuldigen, ich bringe mein Wasser einmal weg.“

Schröder stand auf und verließ das Büro.

„Was ist mit ihm los? Er sah so traurig aus“, stellte Helene ernsthaft fest.

„Ich denke, dass er vor Kurzem einen sehr wichtigen Menschen verloren hat“, erklärte Ben.

„Oh, das tut mir aufrichtig leid. Kann ich ihm irgendwie helfen?“, wollte Helene wissen.

„Nein, ich glaube nicht. Frau Petersen, wir melden uns wieder und danken, dass Sie bei uns waren.“

Ben stand auf, gab ihr die Hand und begleitete sie mit Stefan bis zur Ausgangstür.

Sie drehte sich noch um, winkte und sagte: „Bestellen Sie ganz herzliche Grüße an Schröder. Ich würde mich freuen, wenn er sich bei mir meldet."

„Das richte ich gerne aus. Kommen Sie gut nach Hause."

22

Schröder kam zurück ins Büro und fragte: „Wo ist Helene?“

„Die habe ich nach Hause geschickt. Ich soll dir liebe, nein herzliche Grüße ausrichten und sie würde sich freuen, wenn du dich bei ihr meldest.“

„Bist du irre Ben? Warum hast du sie nach Hause geschickt? Die hat zwei Menschen auf dem Gewissen!“, brüllte Schröder, aber das konnte Ben nur sehen.

„Nein Schröder, nicht Helene hat zwei Menschen auf dem Gewissen, sondern Gisela. Wobei fraglich ist, wer jetzt wirklich die Mörderin von Theo Knaack ist. Den tödlichen Pfeil hat Juliane gelöst, nicht Gisela. Aber das ist nicht unser Problem. Wir werden Gisela wegen Mordes an Juliane Lauer festnehmen und dem Haftrichter vorführen.“

Ben klopfte Schröder freundschaftlich auf die Schulter.

„Aber das kann nicht sein. Helene muss sich erinnern. Das gibt es nicht. Warum fällt niemandem auf, dass es sich um ein und dieselbe Person handelt? Das muss doch irgendwann auffliegen.“

Schröder war außer sich.

Ben konnte den Schock gut verstehen und ließ durch Stefan übersetzen: „Es gibt auch Menschen, die ohne ein dissoziative Identitätsstörung über viele, viele Jahre ein Doppelleben führen, ohne dass es bemerkt wird. Es gab im letzten Jahr eine Reportage über einen Mann, der zwei Familien in verschiedenen Städten wohnen hatte."

„Aha."

„Und Helene ist nicht Gisela. Wahrscheinlich hat sich damals die Persönlichkeit aus Schutz gespalten, diesen Horror psychisch zu überstehen. Zwillinge stehen sich besonders nahe. Die Zwillinge gehören in eine psychiatrische Einrichtung."

„Es ist unglaublich, ich kann es immer noch nicht glauben. Ich möchte bei der Festnahme bitte nicht dabei sein. Ich hoffe, du verstehst das."

Schröder drehte sich weg und verließ wortlos das Büro.

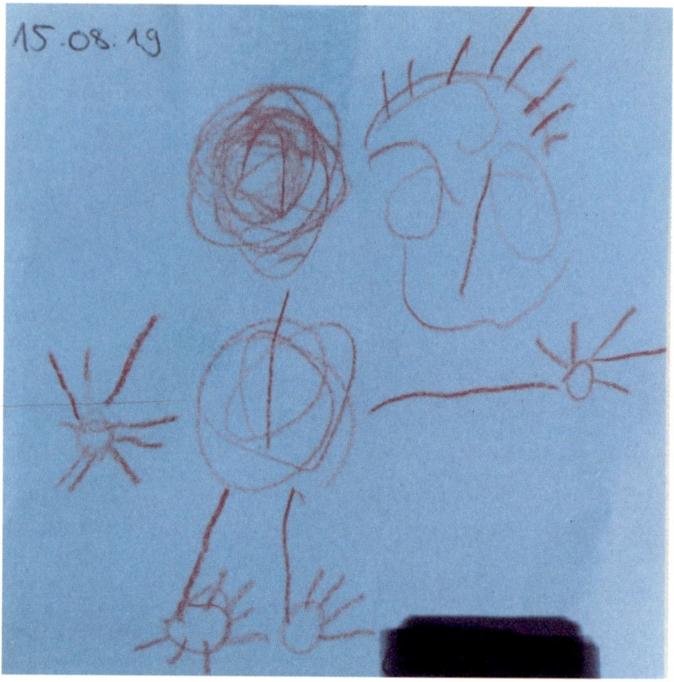
15.08.19
[redacted]

Nachwort

Das Bild hat mich dazu bewogen ein Buch zu schreiben, in dem ich dieses Mal das psychologische Phänomen der dissoziativen Identitäts- oder Persönlichkeitsstörung bearbeite.

Ein 5- jähriges kleines Kind malte mir eines Tages dieses Bild. Ein Kind, welches aus seinem Elternhaus genommen wurde, weil es dort schlimme Dinge ertragen musste.

Ich sagte: "Whow, was hast du für ein interessantes Bild gemalt?"

„Das bin ich", kam die stolze Antwort.

„Cool, du hast ja zwei Köpfe", fügte ich beeindruckt hinzu.

„Ja."

„Aber nur ein Gesicht?", fragte ich verwundert.

„Ja, wenn ich in dem einen Kopf bin, dann ist das andere Denken weg. Entweder bin ich das oder das."

Das Kind zeigte abwechselnd auf die Köpfe.

Kinder, die schlimme traumatische Erlebnisse zu verarbeiten haben, spalten aus Schutz ihrer Seele manchmal Persönlichkeiten ab.

Das hilft beim Verdrängen von Erlebtem, damit sie überleben.

So erging es auch Gisela in meiner Geschichte. Sie konnte den Tod ihrer Zwillingsschwester nicht ertragen und ließ sie in sich selbst weiterleben. Davon, dass es Menschen gibt, die ein Doppelleben führen, ohne dass es der Öffentlichkeit auffällt, erfährt man immer wieder.

23

Schröder wurde auf der geschlossenen Station der psychiatrischen Abteilung freundlich empfangen. Man kannte den warmherzigen Kommissar bereits.

„Guten Tag, schön dass Sie da sind. Wir haben Frau Petersen bereits darauf vorbereitet, dass Sie sie heute wieder besuchen kommen. Ich öffne, kommen Sie durch."

Schröder folgte dem netten Pfleger.

Helene strahlte, als sie ihren Besucher hereinkommen sah.

„Hallo Schröder, spielen wir Backgammon? Du schuldest mir noch eine Revanche."

„Na klar und ich werde dich wieder abzocken. Warte nur ab. Ich habe dir etwas mitgebracht."

„Was denn?"

Schröder überreichte Helene ihren selbstgebauten Eschebogen.

„Oh wie schön. Ich habe mich bei dem therapeutischen Bogenschießen schon angemeldet.

Wie großartig, dass ich mit meinem eigenen Bogen schießen kann. Ich weiß gar nicht, wie ich dir danken soll."

Helene stand auf und umarmte Schröder.

Er genoss die warme Umarmung und sog den Duft ihrer Haare in sich auf. Er hielt eine erwachsene Frau in seinen Händen, die als Kind gestorben war.